# 運氣學說

## 精要

孫外主 編著

李奉公 陳可昕 郭瑩瑩 整理

商務印書館

# 運氣學說精要

編　　著：孫外主

整　　理：李奉公　陳可昕　郭瑩瑩

責任編輯：張宇程

封面設計：涂　慧

出　　版：商務印書館 (香港) 有限公司

　　　　　香港筲箕灣耀興道 3 號東匯廣場 8 樓

　　　　　http://www.commercialpress.com.hk

發　　行：香港聯合書刊物流有限公司

　　　　　香港新界荃灣德士古道 220-248 號荃灣工業中心 16 樓

印　　刷：美雅印刷製本有限公司

　　　　　九龍觀塘榮業街 6 號海濱工業大廈 4 樓 A

版　　次：2021 年 5 月第 1 版第 1 次印刷

　　　　　©2021 商務印書館 (香港) 有限公司

　　　　　ISBN 978 962 07 3459 5

　　　　　Printed in Hong Kong

基於每人體質、病情各異，讀者如有健康問題，宜諮詢相關
醫生的意見。本書作者已盡力提供最準確的資料，惟作者與
出版社不會為任何對本書內容的應用負上醫療責任。

　　運氣學是中醫傳統理論之一，是中醫學術思想的重要體現和表達，也是構建中醫學術體系必不可缺的基石。

　　雖然，歷史上對運氣學說存在着長期論爭、甚至是存廢之見，但是從迄今屢見的自然生態異變所導致的流行病和傳染病發生的事實，乃至於呈現生命科學研究的新見解與新成果，都不斷證實了運氣學理論思維的現代研究價值。它對「生命源於自然」的解析、對生命和疾病與天體運動、與氣象因素及自然生態環境之間關係的深度求索，不僅有着深厚的歷史價值，也被更多生命科學研究者所關注，認為它極有可能成為具前瞻性的生命科學研究的重大課題之一。

　　既往，運氣學說中的詞彙術語常給人生疏、古舊的感覺，甚至帶有一絲迷信的味道，再加上已被現代人疏遠多年的干支紀年曆法、五五六六多層次疊加的推理模式，以及紛繁多變的氣象類型，令不少人望而生畏，難以入徑。

　　本書力求利用現代語言釋義，提煉其學說精要，做

到深入淺出、言簡意賅地解説論理。希望能使讀者輕鬆愉快地讀懂、讀通，甚至喜歡上它。本書也將汲取古今醫家相關驗案並略加解析，使理法貫通，以便於醫者在臨床運用。

本書也適度引入了部分現代自然科學的研究資料，以期說明運氣學相關的現代理論依據。

我認為，只講「辨證論治」作為中醫學診斷與治療的唯一核心思想並不足夠，還必須具備運氣學所構建的疾病與天體運行週期、與自然變化關係的理論思維，才能完整表達中醫學關於生命與疾病的認識，特別是對於羣體性、集聚性的「疫病」更有其突出的價值。

這不是偏愛，更不是臆斷。

通過閱讀這本書，您或許會有全新、獨立的見解，也期待您的深度研討和教正。

孫外主

於香港中文大學

庚子年孟秋

中醫藥學是中華文化的有機組成部分和重要載體。正是由於博大精深的中華文化的涵養，使中醫藥學迄今仍有強大的生命力，並將為世界醫學的發展貢獻出中華民族的文明智慧。

孫外主教授早年任教於天津中醫藥大學內經學，數十年來致力於內經之學的研究，皓首窮經，殫心竭慮，以嚴謹的治學態度，刻苦鑽研，闡發奧旨。秉持醫易同源，醫者，易也之旨，撰述《周易十講》等易學著作在海內外出版。嗣後，任天津中醫藥大學第一附屬醫院針灸部副部長、兼任全國針灸臨床研究中心副主任，曾獲國家教委一等獎、國家當代名中醫榮譽。多年來致力於醫、教、研第一線，在醫患中享有很高聲譽。

上世紀八十年代初，在津召開「中日《內經》學術交流會」上，外主發表〈九十年間五運太過之紀的氣候研究〉一文，引起與會者極大興趣和關注，雖距今已三十餘年，仍鍥而不捨、耕讀不輟、旁徵博引、朔本求源，終成系統，付梓成冊。可喜、可賀。

運氣學說是中醫學與天文、曆法、氣象、物候等組

合的交叉學科，若非持久鑽研，難以成就。如我所言：學術若有所得，必須持久踐行，始獲心悟，悟則能化，化則精進。

　　常聽業界有謂：讀運氣，思其理，因文辭深奧，茫然無入手處，遂望而卻步。而外主先生之作，章節昭晰，條理彰明，理化入機，指義參詳，羣疑冰釋。既便於入門，又不失深造研究，可謂運氣學之扛鼎之作，對中醫學的傳承與發展有着很高的學術價值。書將付梓，樂為之序。

韓冰

天津中醫藥大學第二附屬醫院前院長

天津中醫藥大學終身教授

世界中醫藥聯合會婦科委員會首任會長

庚子年孟秋於樸齋

　　《黃帝內經》堪稱中華上古文明典籍中探索人類生命奧秘及人與宇宙相關規律的一部驚天之作，是超過中國古代四大發明的華夏文明的桂冠，而五運六氣學說則是這頂桂冠之上的閃亮明珠。然而，因為時代久遠，文辭奧義艱深，被中醫學界公認為《黃帝內經》中最難入門和理解的學術理論部分。

　　在歐美高等教育界有這樣一種說法：剛登上大學講台的年輕教師，會把簡單的學術論點講得複雜繁瑣，而資深睿智、學驗俱豐的教授則把複雜深奧的學理，分析講授得通順、簡單、明瞭。

　　美國加州五系中醫藥大學在過往的十年中，曾數次邀請香港中文大學孫外主教授來加州矽谷，為我校博士生班授課，他的講課風格、語言，誠如以上提及，會把複雜深奧的學理，分析講授得簡單、通達、明瞭，從而深受教務長的讚譽及博士班學生的歡迎。

　　在新書《運氣學說精要》中，外主教授用他的博學和睿智，把《黃帝內經》七篇大論所講述的五運六氣理論，化繁為簡，將如此深奧艱深的哲理，和多層次的計

算，運用簡潔清晰的思路，條分縷析，平順暢達地表達出來。為欲求五運六氣之學，卻苦於不得入門的初學者及愛好篳路藍縷、闢徑鋪路，可謂是精要之作。

孫外主教授是本人在天津中醫藥大學歷屆畢業校友的學長中，令我最敬佩的學兄。書將付梓，孫兄索序於余，樂為之序。

吳奇　博士
美國加州五系中醫藥大學副校長、博士生導師
加州執照中醫針灸師
2020 年 4 月 26 日於美國加州矽谷

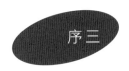

　　孫外主教授博通今古，學究天人，精研岐黃之術以及奇門易學，其著作甚豐，精闢簡要，說理分明，揭前人之秘，啟未盡之言，是以孫教授享譽中外，桃李滿門。

　　孫教授多年前曾到美國講學，醫學界踴躍參加，經好友江林大醫師介紹，有幸與孫教授認識，彼此言談投契，孫教授對陰陽運氣之學，獨具卓見，原來孫教授乃名師之高徒，若論資歷，堪稱學長也。

　　有謂運氣之說與醫學，似乎兩不相干，且有迷信之嫌。為撇除某些誤解，特借此略談一點淺見。

　　　　人稟於天地，命屬陰陽，生居覆蓋之內，
　　盡在五行當中。

　　　　　　　　　　　　　　　　　　──〈繼善篇〉

　　古之醫者精研陰陽之道，觀星象以避天災，推五行以防疾厄，莫道災厄無常，實其由來已漸，世人察之不早也，人性善惡反應於天時，五臟吉凶潛伏於脈象，陰符經曰：「天露殺機，龍蛇起陸，人露殺機，天地反覆。」

銀河星數，何止千百億，獨此地球有水，水火相交則氣體生焉，氣壓伸張，上升者為天，易曰乾卦，下沉者為地，易曰坤卦，天地交感，乾坤易位，卦變後天坎離，水上火下，卦曰既濟，火暖人間，水化雲雨，滋潤萬物，生機盎然。

水火既濟而生大氣層，由於地轉天旋，大氣層覆蓋大地，環衛天地如大氣膜，受五大行星引力所拱托，兼有日月之循環調整，地球猶如母體胚胎，孵化萬物，孕育眾生，人居其中，如胎中之嬰兒，彼此息息相關，大道本先天，氣運本自然，疾厄隨運，防犯由人。

星運流轉，七政交替，五行無常位，一歲一枯榮，是故汹汹歲數，盡在甲子，天干則天旋，地支則地轉，日月往來，循環不止。人既受命於天，運限於四時，是故春雷驚動肝膽，秋風燥煞肺腸，四時感冒起自陰陽失調、冷熱寒暑交侵；病毒皆因天地反覆、五行氣化陰邪。

干支五行與天文科學互相對應，干支紀年乃依據五大行星產生之磁場引力與地心吸力互相牽引，其對人類所產生之吉凶禍福，經過長期生活體驗和考證紀錄，從

而創立之多功能曆法，若以為憑空虛構，則失其妙旨矣。

孫外主教授之大作《運氣學說精要》即將付梓，中醫五運六氣學說精髓，盡在其中，承蒙邀請為之贈序，實感榮幸之餘，並藉此向學界鄭重推薦此書。

林雄星（醉一）謹識
美國易經科學協會會長
香港《信報》易經專欄作家
庚子未月

# 目　錄

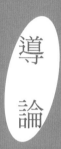

導論

# 一、運氣學説的基本概念

「運氣」是中醫學五運和六氣的簡稱。

「五運」以五行命名，即木運、火運、土運、金運、水運。「運」，是運行的意思。五運主要指運行於人類生活圈地域範圍的五種氣流，故古人稱之為「地氣」。

「六氣」是指運行於高空的氣流，所以，古人又稱之為「天氣」。它以風、火、暑、濕、燥、寒六種不同的氣象特徵命名。

五運和六氣各代表某些氣象因子綜合而形成的、具有特徵性的氣候現象（包括風向、風力、氣溫、氣壓、乾濕度、降水量、日照量等），進而構成了自然界宏觀的生態環境。這也是對生命世界形成重要影響的大自然外環境。

運氣學説主要研究三方面的問題：

1. 五運與六氣的週期性運行規律和異常變化；

2. 五運六氣對自然界和生物體的影響；

3. 五運六氣對人類生命與疾病的影響，特別是和人類傳染病、流行病發病、病理類型及其與治療的關係。

全面闡述、研討與應用上述知識的系統理論和方法，即稱為「運氣學説」。

# 二、運氣學說的學術論爭

有關系統性論述運氣學說的完整文獻，最早見於唐・王冰編撰《黃帝內經素問》中的七篇大論。運氣學說之所以古往今來爭論未休，緣自兩個原因：其一是在唐之前，有梁・全元起注《素問》（一曰全本為《素問訓解》）早已亡佚。晉・皇甫謐撰《甲乙經》約成書於晉太康三年（282 年），其後隋唐間人楊上善撰注《黃帝內經太素》均早於王冰（約唐・寶應中的763 年成書）。經多家考訂，王冰之前均缺《素問》「七卷」稱已亡佚。（據《漢書藝文志》載原有「素問九卷」）。而在上述著作原文中也均無運氣七篇之片言隻字。其二，唐・王冰在《黃帝內經素問・序》中說道：「時於先生郭子齋堂，受得先師張公秘本，文字昭晰，義理環周，一以參詳，群疑冰釋。恐散於末學，絕彼師資，因而撰注……」。雖然王冰用十二年精研經旨，也得到宋代古籍研究整理大家林億、高保衡等讚譽：「猶是三皇遺文，燦然可觀」，然而，把運氣七篇文字歸為黃帝之言，補入經典之列，並未使一些醫家全然「就範」，皈依其說。首先是懷疑王氏有篡改經文、私加章卷之過，繼而是對運氣之說頗多質疑，甚或指責學說違背傳統診治原則，使得運氣學說成為中醫學術史上的「逾千年之論爭」。

在此，我們舉一些代表性觀點和言論，供大家思考和討論，以期能從自我視角全面並客觀地認識運氣學說。

## 1. 質疑運氣七篇係偽撰

　　宋人孫兆、林億等在重校《素問》運氣七篇時說：「冰自為得舊藏之卷，今竊疑之。仍觀天元紀論、五運行論、六微旨論、氣交變論、五常政論、六元正紀論、至真要大論七篇，居今《素問》四卷，篇幅浩大，不與《素問》前後篇卷等。又所載之事與《素問》餘篇略不相通。竊疑此七篇乃《陰陽大論》之文」。（見《黃帝內經素問》新校正）

　　王履也認為運氣七篇係偽撰。他在著作《溯洄集》中說：「運氣七篇與《素問》諸篇自是兩書，作於二人之手，其立意各有所主，不可混言」。

　　明・董說力辯王冰偽撰七篇，為此曾專著《運氣定論》十二篇。董氏指出：「王冰始採《陰陽大論》七篇補之，詭云『秘藏舊本』。劉守真、楊子建遽變其說，亦皆乖謬，因著此書以辟之」。

　　董氏先指《七篇大論》是《陰陽大論》之文，繼而批判以「運氣」診病是「以天時定病候」，認為不依據望聞問切尋求病因病理，辨證診斷無證候、無形態是不足信的。

　　日・丹波元胤在《中國醫籍考》（原書名《醫籍考》，成書於 1826 年，即道光六年）中對運氣之說作了考證。他說在隋・肖吉《五行大義》中「上自經傳，下至陰陽醫卜之書，凡言涉五行者，莫不蒐集。特至五運六氣、勝復加臨之義，則

片言隻字無論及者。」因此，他懷疑運氣之説是「起於隋後，乃湊合緯、醫二書所立」，又指出「運氣之説先立其年……之語」與《歲露》篇之説不同。他認為：「歲月日時，甲子乙丑，次第而及，天地五行，寒暑風雨，倉卒而變。人嬰所氣，疾作於身，氣難預期，故疾難預定。氣非人為，故疾難人測，推驗多舛」。

他不僅懷疑七篇出處，還懷疑「天時氣象可以測定、人體疾病，可以預知」之説，從根本上否定運氣學核、心理論及臨床實用價值。

不難看出，一些醫家首先認為運氣七篇可能即是張仲景《傷寒卒病論・序》所言古醫經之《陰陽大論》。新校正也直言：「竊疑此七篇乃《陰陽大論》之文，王氏取以補所亡之卷……王氏併《陰陽大論》於《素問》中也」。此為從文獻來源質疑運氣學緣由之一也。

## 2. 質疑運氣學偏離經典醫理

如上述董氏等所言，批評運氣學是「以天時定病候」，是從醫學學術思想對運氣理論的批判性質疑。

明・萬全著《痘疹心法》提出：「運氣之論……不惟失軒岐之意，而且亂長沙之法矣」，認為運氣學説不屬於傳統中醫學術思想範疇，背離《內經》宗旨，干擾仲景辨證之法。

明・繆希雍在《本草經疏》中也認為：「五運六氣之說，起於漢魏之後。仲景不載、元化未言、越人無文、叔和鮮說」，更指明「無益於治療而有誤於來學」，「為天運氣數之法，而非醫家之病書」。

明・萬曆元年（1573年）周禮著《醫聖階梯》一書，毫不諱言否定運氣之學，他斷言：「世之業醫者，欺人罔天，動以五運六氣為言……運氣不可適從之」。

## 3. 對運氣學篤信不疑

一些醫家與上述醫家不同，他們對運氣學持有堅定信念，踐行發揮且在臨床醫療中取得了寶貴經驗。

宋・劉溫舒著《素問入式運氣論奧》成書於宋・哲宗元符二年（1099年）。該書既是運氣學初學入門的階梯，也是深研者解惑、釋疑的鑰匙。書中自序曰：「因知其道奧妙，不易窮研，自非留心刻意，豈達玄機」。劉氏認為「氣運最為補瀉之要」。

宋・晁公武《郡齋讀書志》評議宋代醫家劉溫舒，指明劉氏的學術觀點是「以《素問》運氣，最為治病之要」。晁氏讚其著「括上古運氣之秘文，撮斯書陰陽之精論，若網之在綱，珠之在貫，集然明白」。是書還附有圖譜，便於查閱對照，至今仍是學習研究運氣學的重要文獻。

近代內經學大師、筆者的導師任應秋先生認為，劉氏所論運氣「確為闡述運氣學說之最成系統而曉暢的專著」。

宋代醫界最為重視運氣學，在宋朝廷主持編撰的大型叢書《聖濟總錄》中，列入了六十年的運氣圖，詳列主運客運、司天在泉、客主加臨等細化內容，對當代運氣學的學習、推廣和臨床運用產生了良好作用。

值得注意的是，宋代大文學家蘇軾、大科學家沈括對運氣學也有深刻認識，並給予了極大的關注和肯定。

金·張子和在其著作《儒門事親》中說道：「治不明五運六氣，檢遍方書何濟？」

同時代著名中醫學家劉完素也認為：「不知運氣而求醫無失者，鮮矣」。

明·大醫家張介賓學識豐厚，於醫學之外兼通象數、律呂、易學等，積數十年之經驗撰注《黃帝內經》著成類編本《類經》、《類經圖翼》及《類經附翼》。在《類經圖翼》中首論運氣學，用圖文互解的方法作了充分的闡述，對天人合一理論有深透剖析，亦是研討運氣學的上佳之作。

清·吳謙在《醫宗金鑒》也說：「醫教要乎五運六氣……則不知運氣而求醫者，無失者鮮矣」。其時，運氣學列為醫界教育和考試的主要內容之一。

清·陸九芝在著作《世補齋醫書·大司天論》中專門探討了中醫學術發展過程中，形成不同醫家學術特點的原因，

認為都和不同醫家其所處時代的「氣運值令」有一定關係。因氣運不同,「民病」(即羣體性疾病)的疾病性質和症狀表現不同,才出現了主寒、主溫、主燥、主潤、主補中、主攻下等不同的醫學流派或主張(詳見後文)。

清·吳鞠通在《溫病條辨·自序》中談到同鄉友人汪瑟庵力促其書盡快刊行,說:「來歲己未(1799年)濕土正化,二之氣中溫屬大行,子盍速成是書,或者有益於民生乎!」汪氏正是根據干支紀年與運氣病患流行規律,道出了吳氏「速成是書」的願望。

在清代溫病大家葉天士、王孟英、薛雪等醫案中,頗多運氣病患的治驗記載,可見運氣學在清代被更多醫家所接受。因而,其理論和臨床更為廣泛地應用。

近代學者惲鐵樵先生著有《群經見智錄》,他認為陰陽、四時、五行的天人合一關係,是《內經》之要。人不能脫離自然規律而生存,這一點在運氣學中得到了充分的體現和表達。

## 4. 驗之臨床,深入研究

一些醫家認為,運氣之說雖然有重要的臨床價值,但其理論和應用方法應該「略其繁雜,棄其紕謬」。需要再進行深入加工、錘煉,使之簡化通達。如徐靈胎在《醫學源流論》說道:「蓋司天運氣之說,黃帝不過言天人相應之理……凡運氣

之道,言其深者,聖人有所不能知,及施之實用,則平正通達,人人易曉」。又曰:「但不若今之醫者所云,何氣司天則生何病,正與《內經》圓機治法相背耳。」

在明‧汪機著《運氣易覽》裏,其友人南澗子在「引言」中指出,在運氣書籍中也會有些醫家錯誤理解、穿鑿附會,歪曲運氣旨意,使初學者誤入歧途,因而迷惑不解,而視為乖謬異説,應引起警惕。他説:「觀丹溪先生論馬宗素、程德齋(二人皆為元代醫家合撰《傷寒鈐法》強推按時斷症)穿鑿之誤,無怪乎廢而不講也已!」

汪機也批評馬、程二醫「悖亂經旨、愚惑醫流」。也因此使一些醫者對運氣學棄之弗用,實為遺憾。

何夢瑤在《醫碥》中也説:「運氣之説,拘牽不通,固為有識者所不信。然其大旨在……以明人之病源,以例人之病情耳……取其大者,略其煩碎,棄其紕繆,而實物理驗於人身,是在善讀書者耳」。

如何正確理解和應用運氣學説,才能不使干支紀年流為辨證診斷刻版格局的錯誤認識?如何擺脱「以時斷病」的誤解?

站在運氣論爭的歷史激浪之前,面對不同醫家,我們該如何分析呢?筆者想,先不要急於判斷是非,首先應該要學習和了解,充分認識運氣學説的思維邏輯,才能有立言和立論的依據。

張仲景在《傷寒雜病論序》中所提到的古醫經《陰陽大論》，自漢之後亡佚未見，殘斷引文亦絕少見於諸多古籍。倘若王冰所見「張公秘本」果然是《陰陽大論》，何嘗不值得慶幸？王氏集為四卷〔注一〕成系統的運氣七篇，保存、校注並公開了完整的古醫學文獻，又何嘗不是一大貢獻？

因應用運氣理法不當而產生誤解者，當牢記倡導運氣學大師張介賓在《類經·運氣類·十》中所說：「讀運氣者，當知天道有是理，不當曰理必如是也」，強調應用運氣理法要掌握「通常達變」之原則。

上世紀八十年代，筆者選擇了導師任應秋教授的《運氣學說》（上海科技出版社 1982 年修訂版）閱讀。在開篇第一節裏，任老引用了宋代沈括《夢溪筆談·卷七》施用運氣學說「測雨」的一則有趣又有學理的故事。筆者深深被這個故事吸引，不用幾天工夫就通讀了任師之著，從此對運氣學產生了強烈的學習慾望。

在此，我把沈氏測雨故事原文收錄如下：

> 醫家有五運六氣之術，大則候天地之變，寒暑風雨，水旱螟蝗，率皆有法。小則人之眾疾，亦隨氣運盛衰。今人不知所用，而膠於定法，故其術皆不驗。假令厥陰用事，其氣多風，民病濕泄，豈溥天之下皆多風，溥天之民皆病濕泄邪？至於一邑之間，而雨暘有不同者，此氣運安在？欲無不謬，不可得也。

大凡物理有常、有變。運氣所主者,常也;異夫所主者,皆變也。常則如本氣,變則無所不至,而各有所占。故其候有從、逆、淫、鬱、勝、復、太過、不足之變,其發皆不同。若厥陰用事風,而草木榮茂,是之謂從;天氣明潔,燥而無風,此之謂逆;太虛埃昏,流水不冰,謂之淫;大風折木,雲物濁擾,此之謂鬱;山澤焦枯,草木零落,此之謂勝;大暑燔燎,螟蝗為災,此之謂復;山崩地震,埃昏時作,此之謂太過;陰森無時,重雲晝昏,此之謂不足;隨其所變,疾癘應之,皆視當時當處之候。雖數里之間,但氣候不同,而所應全異,豈可膠於一證?

熙寧中,京師久旱,祈禱備至。連日重陰,人謂必雨。一日驟晴,炎日赫然。予時因事入對,上問雨期,予對曰:「雨候已見,期在明日。」眾以謂頻日晦溽,尚且不雨,如此暘燥,豈復有望?次日,果大雨。

是時濕土用事,連日陰者,從氣已効,但為厥陰所勝,未能成雨。後日驟晴者,燥金入候,厥有當折,則太陰得伸。明日運氣皆順,以是知其必雨。此亦當處所占也。若他處候別,所占亦異。其造微之妙,間不容髮。推此而求,自臻至理。

這是一則非「膠於定法」、驗之而效的運氣理論應用實例。雖非為醫學所用,卻也反映了運氣學的實用性和客觀性。應該承認,沈氏對運氣學說的理解和應用,是十分精當和準確的。

沈括，字存中，是中國北宋時期著名科學家，所著《夢溪筆談》是中國科技史上一部舉世公認的重要著作。

認為運氣學背離傳統中醫理論者，忽視了一個重要問題，那就是該學說創立和應用的中心目的是甚麼？應該明確指出，運氣學並非針對個體性、單發性的疾病，其研究中心是以羣體性流行病、傳染病和季節多發病為主的，是古天文學、氣象學、物候學、曆學、時間生物學等多學科結合的產物。有些研究者認為，運氣學說是中醫學中的「氣象醫學」或「醫學氣象學」也不無道理。但是，筆者認為稱運氣學說為「天文氣象醫學」更為恰當，因為它體現了中醫學術思想中「大自然與生命統一」和「時空節律與生命時鐘同步」兩個理念。

# 三、《黃帝內經素問》運氣七篇簡介

王冰撰注的《黃帝內經素問》運氣七篇全面和系統地講述了運氣學說的內容，是學習運氣學說最重要、最核心的參考文獻。這七篇也是以黃帝與臣子的問答來討論運氣學說，只是回答者除岐伯之外，還有鬼臾區等。鬼臾區，又作鬼容區，號大鴻。據文獻記載，他通曉天文、氣象、物候學等知識，傳說為上古醫家、黃帝之臣，曾佐黃帝發明五行。鬼臾區還詳論脈經，於《難經》中究盡義理，以為經論。

唐‧王冰所注的《素問》中，鬼臾區答黃帝之問：「臣積考《太始天元冊》文曰」時指出：「鬼臾區十世祖始誦而行之，此太古占候靈文，洎乎伏羲之時，已鐫諸玉版，命曰冊文」。由此可知鬼臾區其人，當係神農氏之後，相傳十世之世醫。

黃帝向臣子研討天人理論等知識，有禮而謙恭，但對於問題的回答，要求卻很嚴格。例如在《素問‧天元紀大論篇第六十六》篇中就要求岐伯等人回答問題要做到：

1.「推而次之，令有條理」：層次清楚、條理分明地按順序講；

2.「簡而不匱」：簡明扼要，但不能遺漏、不可空乏；

3.「久而不絕」：講解具有持久、永恆的道理；

4.「易用難忘」：實用、簡約，又易於掌握；

5.「為之綱紀，至數之要」：是運氣學的綱要和關鍵核心內容。

這可能是由於運氣學說更為複雜的關係，所以如此要求更為必要。

為便於查閱七篇中不同的重點，現簡要介紹如下，供讀者參考。

### 《素問‧天元紀大論篇第六十六》

主要論述天地自然氣化運動的基本規律。「天」代表天地，即自然界；「元」是大的意思，亦指初始；「紀」標記，引

申有綱紀之意。按黃帝對討論問題的要求，鬼臾區在本篇對五運和六氣作出了精彩而簡明的回答。內容具運氣學綱領性意義，其中對生命起源的問題有精彩論述。

清・姚止庵（下簡稱姚氏）在《素問經注節解》解釋篇題時寫到：「元者，大也。天元紀者，紀天之大道也」。

## 《素問・五運行大論篇第六十七》

主要論述木、火、土、金、水五氣及風、熱、火、濕、燥、寒六氣在中華地域運行的規律，及其變化對自然生態和人體的影響。

姚氏謂：「五運者，五行各司一運。行者，謂主時[1]之行令[2]」。

## 《素問・六微旨大論篇第六十八》

論六氣（風、熱、火、濕、燥、寒）變化與自然生態和人體疾病的關係。

姚氏謂：「天有六氣，人有三陰三陽，上下相應，變化於是乎生，疾病於是乎起，其旨甚微，故曰六微旨大論也」。

## 《素問・氣交變大論篇第六十九》

論天之六氣與地之五行之氣，上下交會（氣交）而產生的

---

1　主時：時限，時間階段，如：四時、歲、氣。

2　行令：指某種氣象因素在某一時段的主要特徵。如春時以溫暖之風氣為主，行令稱風氣行令；夏時以熱氣為主，則稱熱氣行令等。

各種氣象變化（變），及其對自然生態和人體疾病的影響。

姚氏謂：「氣交者，蓋合天氣、運氣而言也。然二氣相合，或盛而太過，或衰而不及，而變形焉，故曰氣交變也」。

## 《素問・五常政大論篇第七十》

論五行之氣在正常的週期性和規律性運行中的三種狀態，即「平氣」、「太過」、「不及」；以及由此而產生的不同自然生態變化與人體和疾病的關係。並也論及六氣相勝而歲有胎孕不育之理，以及「在泉六化五味，有厚薄之異，而以治法終之。」本篇重點講述了五運主歲的基本運行規律。

## 《素問・六元正紀大論篇第七十一》

本篇論述六十年間六氣（即六元）運行的「常」與「變」，包括司天、在泉、左右間氣、分節（步）的劃分等內容，及其與自然生態和人體的關係。

姚氏曰：「元者，大也。六元者，謂風、火、燥、濕、寒、熱，六者，為天地之大道」。五運六氣之義，本篇論文獨詳，故曰正紀也。

## 《素問・至真要大論篇第七十四》

本篇論述了六氣分治及淫、勝、鬱、復氣等各種變化與「氣候－病因－病機－證候－治療」的密切關係，以及運氣之

學在臨床應用之要點；又提綱挈領講解了標本、制方遣藥、治則治法、病機等臨床醫學的原則性問題。

姚氏謂：「全經之旨，略盡篇中，誠至真至要之論，所當深思而熟玩者也」。

我們通讀《素問》、《靈樞》七十九篇（有些研究者加上後人補入的《本病論》和《刺法論》兩篇，成為八十一篇）可以發現，運氣七篇與《內經》其他篇論的學術思想和理論體系是一脈相承、水乳交融的。

所不同的是，運氣學說以傳染病和流行病「民病」（即羣體性）為研究的中心，注重自然氣象、生態環境對羣體、大人羣發病在生理病理的「共性」和「同一性」的影響為主。

《素問》其他篇論如《痹論》、《痿論》、《熱論》、《舉痛論》等，則注重「個體化」疾病的診斷與治療的研究，所以強調個體的「辨證論治」。而前者首先注重的是「羣體性民病」的共同性對策。兩者結合起來，才體現了完整的中醫學學術思想和理論體系。

這一思想在《素問·至真要大論篇第七十四》論述得最為集中和突出。在診治中，既要注意個體性的「謹守病機，各司其屬」的分析，卻又不可忽略「必先歲氣，毋伐天和」，即自然氣象週期性變化對羣體性疾病的影響。

第一章

《內經》如何認識人與自然

《內經》認為，認識生命先要認識自然。古人如何認識自然呢？我們就從認識天和地開始。

　　《素問·五運行大論》說：「黃帝坐明堂，始正天綱，臨觀八極，考建五常。」所謂「明堂」，王冰注：「上圓下方，八窗四闥，布政之宮，故稱明堂。」「始」為開始，「正」為校正、標定的意思；「天綱」指天之黃道及二十八宿，是測定天體運行（地球公轉）的定位標準。張志聰認為，「八極」，「是地之八方也」，即東、西、南、北和四隅。張介賓解釋「考建五常」時道：「『考』，察也；『建』，立也；『五常』，五行之氣運行之常也。」是指通過對天體運動的觀測考察，來確定五氣運行的規律。

　　顯然，這段文字雖假託黃帝之名，實則反映古人是通過對天體運動、地理方位、氣候常變等內容的觀測、考察和計算之後，才確立了五運六氣的運行規律。這說明了五運和六氣是以大自然實際觀測和考證為基礎的。

　　接着，黃帝對岐伯說，他曾經與鬼臾區討論過五氣主運和六氣司天的問題，希望與岐伯再進一步討論相關問題。看來，他們皆十分認真，對此曾有過多次深入的研討，絕不是輕而易舉決定的。

　　《素問·氣交變大論》說：「夫道者，上知天文，下知地理，中知人事，可以長久」。這反映《黃帝內經》學術體系的構建是涵蓋多學科的綜合知識，對醫生知識結構也有很高的要求。

《內經》如何觀測天象和描述天、地及人體呢？

# 一、《內經》論天

「天地」，即古人對大自然的稱謂。「天」是指太空、天體，涉及天文、氣象學內容；「地」則是指地球大地、地域，涉及氣候、物候、居處環境等內容。當然，天地是講宇宙自然和生態環境範疇。古人所言的「宇宙」，包括時間和空間兩方面的涵義，故曰：「上下四方曰宇，古往今來為宙」。

從《內經》講述的天文現象和曆法知識中可以發現，它是從「地」的角度觀察天象，並從此計算出天體運動規律和時間週期。

《內經》認為，宇宙是一個以地球的「地」和在地外太空的「天」所組成。太空是浩瀚無垠、沒有邊界的，並充滿着運動不息的氣，「地」是懸浮在太空之中的。例如，《素問・五運行大論》說：「帝曰：地之為下否乎？岐伯曰：地為人之下，太虛之中者也。帝曰：馮乎？岐伯曰：大氣舉之也」。

《內經》這樣描述太陽週年視運動：「天周二十八宿……房昴為緯，虛張為經」（見《靈樞・衛氣行》）；它確定年的週期是 365 又 1/4 日；而地球繞太陽公轉一週約為 360°，故曰

「日行一度」。古人觀察「日運行」為每 365.25 日一週，其運行軌道附近有二十八顆星，可依此為標誌計算「日行」空間定位和時間標準，這些星合稱為「二十八宿」，即：東方七宿是角、亢、氐、房、心、尾、箕；北方七宿是鬥、牛、女、虛、危、室、壁；西方七宿是奎、婁、胃、昴、畢、觜、參；南方七宿是井、鬼、柳、星、張、翼、軫；太陽的週年視運動自西向南向東右旋，地球自轉而形成的太陽週日視運動則是自東向南向西左旋。

太陽在黃道上的運行（地球公轉）與地球的氣候結合，形成了中國地域的「二十四節氣」，即是「八正」，分為：四立（立冬、立春、立夏、立秋）、二分（春分、秋分）、二至（冬至、夏至），這也是運氣學說以「時節」如四季、二十四節氣等為分辨運氣「值令」（即某運、某氣的運行時段）的基礎。《素問·六節臟象論》說：「五日謂之候，三候謂之氣，六氣謂之時，四時謂之歲……五運相襲，而皆治之……時立氣布，如環無端」，便說明了這一觀點。

關於月的運行和週期，則是這樣計算的：月球繞地球一週約 27.32 天，其計算法為：$360° \div 27.32 = 13.18°$。故《素問·六節臟象論》說「日行一度，月行十三度而有奇焉」，「奇」就是餘數。

關於月相變化，《內經》有不同名稱，如「朔」指陰曆初一日，月始生；「弦」指月形如弓弦；「望」指陰曆十五、月滿；

「晦」指月末之日、月缺時段。《內經》還認為，月廓的圓缺和人體氣血盛衰有關，進而提出治療上的要求：「因天時而調血氣也」，又說：「月生無瀉，月滿無補，月郭空無治。」（見《素問．八正神明論》）

五大行星各有命名。《內經》認為其與地上五運之氣運行方位和時間相應。《素問．金匱真言論》說：「東方色青……其應四時，上為歲星；南方赤色……其應四時，上為熒惑星；中央黃色……其應四時，上為鎮星；西方白色……其應四時，上為太白星；北方黑色……其應四時，上為辰星。」

關於五大行星的運行狀態，有五種不同描述：「疾」指運行速度加快；「徐」指運行速度減漫；「留」指停止不行；「逆」指本應從西向東旋轉，反而退行；「環」指行星與日相合看不到，又稱「伏」。

關於五大行星的晦亮程度，分為五等：

1.「常色」，即正常亮度；

2.「大常之一」，即較正常亮度大一倍：

3.「大常之三」，即較正常亮度大三倍；

4.「小常之一」，即較正常亮度小一倍；

5.「小常之二」，即較正常亮度小二倍。

關於五大行星的顏色變化，五星顏色呈現三種變化：

1.「常色」，即星之本色；

2.「兼其母色」，如歲（木）星本為青色，其母色為辰（水）

星色黑，「兼其母」即青黑色；

3.「兼其所不勝色」，如歲星色青，其不勝為太白（金）星色白，「兼其所不勝」即青白色；

顏色變化與五運之氣的亢盛或衰降有關。一般而言，歲運太過則「兼其母」色；而歲運不及則「兼其所不勝」之色。

經現代天文學家考證，古人對天象的描寫、對日月五星的觀測，多數的觀測記錄是準確或接近的，絕非臆斷或妄說。參見下表：

**表一　秦《五星占》、漢《太初曆》行星與日會合日週期記錄**

| 會合週期 | 水星 | 金星 | 火星 | 木星 | 土星 |
|---|---|---|---|---|---|
| 《五星占》 | - | 584.40 | - | 395.44 | 377.00 |
| 《太初曆》 | 115.91 | 584.13 | 780.53 | 398.71 | 377.94 |
| 現代測值 | 115.88 | 583.92 | 779.94 | 398.88 | 378.09 |

**表二　秦《五星占》、漢《太初曆》恆星週期記錄**

| 恆星週期 | 水星 | 金星 | 火星 | 木星 | 土星 |
|---|---|---|---|---|---|
| 《五星占》 | - | - | - | 12.00 年 | 30.00 年 |
| 《太初曆》 | 1.00 年 | 1.00 年 | 1.88 年 | 11.92 年 | 29.79 年 |
| 現代測值 | 87.97 日 | 224.70 日 | 1.88 年 | 11.86 年 | 29.46 年 |

說明：恆星週期是指行星繞行太陽或恆星的位置，經過若干時日又回到原來的位置。這種行星運行一週所需的時間，稱為恆星週期。上表中水星和金星的記錄尚待研究。

在五星之中，古人對木星頗為重視，以木星十二年一週期為標準，確定了曆法上十二個朔望月為一年的「陰曆」（又

稱「太陰曆」），並以此為天文依據，將十二地支配屬十二月。結合古人觀測和計算太陽在黃道上的運行（地球公轉）與地球的氣候結合，形成了一歲的「四時、八正、二十四節氣」，配合十干，為一年，共同構成了干支配合的「干支曆法」。所以說，曆法來自對天體運動的科學計算和總結，運氣學說正是引用這種公認且通行的古代曆法計算而得。

《黃帝內經》對天體運動的規律性總結，以嚴密觀測和計算為基礎。《內經》不僅認為天體運動是由時間和空間形成，而天體運動也是形成自然生態週期變化的根源，更是直接影響一切生物生命運動和疾病形成的重要因素。天體運動的週期性，及其與生命週期具有一定的同步性變化，也和隨之形成的疾病病因息息相關。以上是運氣學說的形成基礎，亦是這學說研究的主要內容。

在地外太空運行的氣流，稱為「天氣」，按一年週期分為六個時間階段，根據其氣象特徵，分別為風、熱、火（暑）、濕、燥、寒；即運氣學說中的「六氣」，亦稱三陰三陽之氣。

從現代氣象學角度分析，筆者認為，天氣主要指包裹地球的空氣層，即「大氣層」。根據不同高度，通常分為對流層、平流層、中間層等；主要天氣現象多在對流層發生。

大氣運動主要受天體運動控制，由於地球的公轉和自轉，造成日照、溫度、氣壓、風向等因子的差別。大氣環流（大氣層內空氣的平均運動情況）出現了有規律的週期性特徵。運氣

學説中的「天氣」，本質上就是指大氣的對流層運動。

對流層，亦稱對流圈，是大氣圈底部對流運動顯著的氣層，與地表聯繫最為密切，故受地表影響最大，為地殼的組成部分。其厚度隨緯度、季節及其他條件而異。在赤道地區約16 至 18 公里；中緯度約 10 至 12 公里；兩極約 7 至 10 公里。一般夏季厚而冬季薄。對流層內的氣溫，會隨高度增加而顯著降低。大氣中水汽大部分集中於此層，由此產生雲和降雨等天氣現象。（參見《辭海》）

## 二、《內經》論地

《素問‧五運行大論》曾指出：人類賴以生存的大地，處於浩瀚無垠的太虛之中，由大氣舉浮着。《素問‧天元紀大論》稱原始大氣為「太虛之氣」，是充滿廣闊宇宙空間的大氣；大氣為肉眼不可見的「氣態」，它包含多種多樣的元素，而這些元素是構成宇宙萬物的「本原」（能化生萬物、最原始的物質）。「太虛之氣」充滿着宇宙的一切空間，並且在永不停息地運動、變化着。

「太虛之氣」在運動中逐漸分化，其中一部分性質浮散、輕揚、溫暖、活潑的，稱為「陽氣」；另一部分性質沉降、重濁、寒冷、凝滯的，稱為「陰氣」。兩者之間有分離，也有結

合。在漫長的歷史演化進程中，陽氣輕清上升，不斷積累，終於形成了在大地上方的天體（地外太空）；陰氣沉降、凝結，積久終而成為承載萬物的大地。這就是《素問‧陰陽應象大論》所說的「積陽為天，積陰為地」，也是《素問》對宇宙生成的原始認識。

《素問》認為，大氣因運行的空間方位不同，可分為二類，即「地氣」和「天氣」，《內經》常把兩者合稱為「天地之氣」。地氣與天氣的性質和作用皆有不同。

地氣運動及其性質主要受大地的五個不同方位控制，因其東、西、南、北、中的方位不同，形成了五種特性不同的氣，分別稱為木氣、火氣、土氣、金氣、水氣，即「五行之氣」。因其氣是隨四時（加上「長夏」為五時）而變化運行、盛衰更代，故亦稱為「五運」。在地面運行的「五行之氣」的命名，不僅賦予五方之氣不同性質，也蘊含着另一個深刻的意義 —— 它們分別攜帶不同的物質元素。這些元素不僅是構建生物體的必需材料，也是蘊藏着萬千物種不同形態、大小、色彩等的原始物質，並與物種的形成有着密切的關係。

例如，來自東方之氣流，命名為木運，具有溫暖、流暢、柔韌、善變的特性，有促進生物萌發的機能；來自南方之氣流，命名為火運，具有升騰、炎熱的特性，有促進生物成長、壯盛和繁茂之作用；來自西方之氣流，命名為金運，具有冷冽、肅殺的特性，可以促使生物內斂、促進成熟、形成果實；

來自北方之氣流，命名為水運，具有寒冷凝結、封閉藏納的特性，有促使生物保存精華、蘊育生機之作用；來自中央之氣流，命名為土運，具有養育、營養萬物、濕潤中和的特性，有促使生物正常發育、不亢不衰，維持穩定和協調平衡的作用。

造成五運不同特徵和作用的原因，主要有兩點：其一是受天氣的影響。天地之氣是通過上下相臨、交會溝通而互為影響，如《素問・陰陽應象大論》曾討論過雲雨的形成過程，原文說：「地氣上為雲，天氣下為雨，雨出地氣，雲出天氣。」顯然，這是指天地之氣上下相臨的對流運動。其二與五方地理構成特點有關，如《素問・異法方宜論》說：「故東方之域……魚鹽之地，海濱傍水……西方者，金玉之域，沙石之處……北方者，天地所閉藏之域也。其地高陵居，風寒冰冽……南方者，天地所長養，陽之所盛處也，其地下，水土弱，霧露之所聚也……中央者，其地平以濕，天地所以生萬物也眾。」

筆者認為，五運就是以地表為主要研究的領域，以氣候學、物候學與人類居住環境為主要的關注範疇。大地是承載萬物生成的有形之體，並且是萬物獲取營養賴以生存、成長和延續生命的必需環境，故《周易》說大地「厚德載物」，具有崇高的精神品質。

天地的形成，為萬物化生創造了更為積極有利的條件基礎，成為萬物衍生和進化的卓絕舞台，也是一切生物生生不

息、取之不竭的物質源泉。人類生命也在這個特定環境中萌生、演化、生成，至今仍然在天地之間生存並繁衍着。

# 三、《內經》論人

「人」是指人的生命體。「天地人」三者併稱，即是講人與自然的關係和宇宙全部。《內經》認為，「大自然」是研究生命與疾病首要解決的重大命題。

## 1.《內經》論太虛之氣與生命起源

《內經》認為，氣是包括人體在內構成宇宙萬物的本源。在《素問‧天元紀大論》篇中有一段話：「太虛寥廓，肇基化元，萬物資始，五運終天，布氣真靈，總統坤元，九星懸朗，七曜周旋，曰陰曰陽，曰柔曰剛，幽顯既位，寒暑弛張，生生化化，品物咸章。」這段話概括地論述了宇宙生成和生命起源的問題，認為萬物皆化生於「太虛之氣」。

這一見解也見於其他篇章，如《素問‧寶命全形論篇》說：「人以天地之氣生，四時之法成」；又說：「夫人生於地，懸命於天，天地合氣，命之曰人」。王冰注解說：「形假物成，故生於地。命惟天賦，故懸於天。德氣同歸，故謂之人也。」

（筆者按：「假」通「借」，「依賴於」的意思。「懸」，「從上而賦予」之意。說地賦予生命以形體（即載體），天賦予生命以動力，才形成了有生命力的個體。）

氣是無形無色、無嗅無味、運動不息的一種極其微細的物質。它是構建生命的原始材料，所以又稱為「元氣」、「真氣」；「元」有本源之義；「真」有純真、精微的意思。

所謂「太虛」，是指宇宙萬物尚未形成的原始階段和空間。王冰說是氣的「空玄之境」，暗示浩瀚無垠、無物之義，是指充滿着原始生命材料（氣）的空間環境。原文說其作用是「肇基化元，萬物資始」。

王冰注解說：「肇，始也；基，本也」。「肇基」指氣是生命初始之本源。「資始」，資生、原始，指萬千物類皆是由此化生。

《內經》認為，宇宙雖有萬物，生命也多種多樣，但是其構成具有「同根性」、「同源性」，共同基於「太虛之氣」所化生。這一見解，在先秦眾多哲人中幾乎是共識。

古代文獻中，「太虛」又稱為「太一」。如《禮記・禮運》載：「必本於太一。分而為天地，轉而為陰陽，變而為四時」，疏曰：「謂天地未分，混沌之元氣也」。

《呂氏春秋・大樂》載：「萬物所出，造於太一」，《淮南子・詮言訓》亦曰：「未造而成物，謂之太一」。

「太虛」又稱「太極」，如《周易》載：「易有太極，是生兩

儀」。「太極」，也是指混沌（尚未分化）之氣的階段，又稱「太初」。如《列子・天瑞》載：「太初者，氣之始也」。

所以，我們可以説「太虛」、「太一」、「太極」、「太初」，原始意義基本相同，都是指化生萬物的原始生命材料，只是稱謂不同罷了。

《列子・天瑞》和《乾鑿度》都認為，在「太虛」之前還有一個更為原始的階段，稱為「太易」。「太易」是「空無」的階段。《列子・天瑞》載：「太易者，未見氣也」，説明「太易」是尚未見氣、連氣都沒有的「空無」階段，認為大自然有一個「太易」時期，是虛無的、最原始的「零」階段。由此，逐漸才有「太虛之氣」──原始生命材料之出現。

老子也持相同理念，《道德經》説：「有生於無」。

太虛中的「氣」，在永不停息的運動中形成了天和地。《素問・五運行大論篇》這樣論述天地：「天垂象，地成形，七曜緯虛，五行麗地。地者，所以載生成之形類也；虛者，所以列應天之精氣也」。天地的形成為萬物生成創造了史無前例的優良條件，所以《素問・陰陽離合論》説：「天覆地載，萬物方生」。現代生物學研究也證實，地球生命起源在地球形成之後近十億年。

## 2. 現代科學對原始大氣與生命起源的研究

生命起源是古老的，也是現代重大的生命科學命題。

現代科學中關於生命起源和演化的研究，都是以地球上的生命起源為起點的，認為宇宙生成至少有 150 億年；通過對有機物碳 -12、碳 -13 的研究，認為地球歷史約為 46 億年；而地球上生命約始於 39 億年之前。

哈羅德・尤里（Harold Urey）和史丹利・米勒（Stanley Miller）認為，原始生命物質來自原始太空的大氣。他們將甲烷、氨、氫與水汽混合物（用以模擬地球初期大氣），密閉在一個特殊的裝置裏，用強力放電和冷熱變幻等模仿自然環境條件，結果發現產生了氨基酸分子（amino acid）。氨基酸是蛋白質的組成單體，是構建生命的原始材料。史丹利・米勒是率先在實驗室製造生命原始材料的科學家，被美國科學界稱為「在實驗室製造生命的人」。

梅爾文・卡爾文（Melvin Calvin）等以伽瑪射線（$\gamma$-ray）作用於模擬地球初期的大氣成分，結果發現產生了嘌呤（purines）和嘧啶（pyrimidines）等屬於核酸的物質，而嘌呤和嘧啶是遺傳基因的主要成分。這些蛋白質、嘌呤類、嘧啶類以及其他有機物質，互相結合後可形成一個能自我複製的構造 —— 原始生命。

美國太空總署埃姆斯研究中心與史丹福大學共同進行研

究，他們的實驗以這樣的形式進行：模擬星際雲層的氣體，其中含有碳氫有機分子多環芳香烴與水，並模擬在 -226.7℃（此為星際雲層內的溫度）的條件下混合，成為結晶固體。然後，將此結晶固體放入真空裝置，用紫外線照射，再用氫氣發出的輝光照射（這些實驗重現了星際雲層的所有條件），結果10% 的多環芳香烴轉變成了乙醇、甲酮和乙醚。由此，得出了以下結論：多環芳香烴在星際雲層自然環境下，可以演化成為構建原始生命的物質。他們認為，來自星際間的太空有機物是地球生命的原始物質。

1997 年到 1998 年間，美、俄科學家先後在隕石中發現了生物化石微粒與一種極簡單的微生物。因此，他們認為彗星塵埃可能是生命的原始物質。實驗證實，生命起源於瀰漫狀態的原始星雲。

總之，國際科學界對生命起源的研究，越來越集中到一個焦點 —— 生命源自太空，認為地球誕生的早期，從星際雲層中獲得了大量構建生命的材料，從而為生命起源埋下種子；而地球是最適合生命種子生長的地方。

實驗也證實，在生命演化的過程中，大氣是構建生命的基本元素；光電和熱是構成生命的必需條件；時間是生命演化的進程；地球是孕育生命的搖籃。

中華古典自然觀和生命觀催生了《內經》，它的價值在於它與西方思維邏輯和實驗方法不同，是用另一種智慧研究宇

宙生成和生命起源，從而為我們提供對生命起源的另一種思考。相對現代科學而言，它是古老卻又是全新的、蘊含科學價值的見解。

《內經》認為，太虛之氣，是萬物共同之源；天地合氣，是生命物質之始；五行生剋格律，是多種生命元素有序組合、維持協調穩定的模式；四時，是生命體形成的必須條件；大地，是生命體生存與演化的基地。

《內經》對生命起源的探索，並非是純理論的假說，而是對大自然與生命的關係，包括對天體運動、氣象變化、生態環境對生命與疾病相互影響的觀察、分析和研究。在對照自然週期與萬物生長化收藏的節律之中亦得到啟示。更重要的是，在博大精深的中華古文化沃土中所培育出來的東方思維科學，通過古聖睿智的思想家推導出的哲理，從而誕生了如此精深的「萬物歸一」的「一元論思想」。

傳統生命學說正是在這個思想基礎上形成的，現已成為中醫臨床學必備的基礎知識，絕對不容忽視。

## 3. 天體運動與人的生命活動週期

中醫學關於天人合一的思想觀念根基堅固，貫穿於人體生理學、病理學、臨床診斷和治療之中。現僅就天體運動週期與現代生理學研究的點滴信息略述一二，相關內容將在運

氣病證中詳細論述。

通過上文，我們從《內經》對天地的認識中可以看到，因為日月星斗在不同天文節點上的相變，引起氣候、物候及自然生態的變化。《內經》廣泛地應用了五運、六氣、十天干、十二地支等多種節點系統，研究種種天文因素對生命運動的影響。所以《內經》的坐標系可稱為「醫學天文參考系」。

眾所周知，太陽除了相對地球的視運動週期，還有自身的磁場活動週期，表現為黑子活動週期（統計學週期）。有科學家發現，人類的智慧與太陽活動強弱有關，聖彼得堡某科學家經研究證明了這一事實。他們先從百科全書摘錄近 400 年來的名人降生年月，然後編製成圖表，從中清楚看到科學、藝術、文學、政治方面的天才人物的崛起呈現出一種週期性。例如，在 400 年中有過 18 次傑出人物降生高峰，兩次高峰之間平均間斷 22.7 年，即太陽黑子活動的週期。

有趣的是，《內經‧靈樞》也認為：「天之在我者德也；地之在我者氣也；德流氣薄而生者也」。筆者引莊子之文，曰：「未形之分，物得之以生，謂之德也」。德，指「天德」，能賜予生命體思維意識、智慧、熱能、動能等；地之氣是構成形體的物質，是前者的載體。「天德」當然涵蓋日光這個重要因素。

月運動同樣對人體週期有着顯著影響。《素問‧八正神明論》說：「月始生，則血氣始精，衛氣始行。月郭滿，則血

氣實，肌肉堅；月郭空，則肌肉減，經絡虛，衛氣去，形獨居。是以因天時而調血氣也」；又提出治療上要注意「月生無瀉，月滿無補；月郭空無治」等相應的時間性原則。

與古代概括性論述不同，現代臨床醫學研究者更注重醫學統計學的研究。他們發現，成年男性在正常情況下，在月圓時比無月時射精量要多 50%，而且前者密度比後者多 20%。女子卵子成熟期在望月左右發育狀態最佳。在上弦月和下弦月期間（農曆初七至廿三前後），大多數卵子能正常發育成熟；相反，不見月相的朔日前後受孕卵子，胚胎可能發育不正常，導致小產或先天不足。

在法國，一個研究小組對七年來在法國註冊登記的 600 萬名新生兒進行統計，發現在下弦月至新月期間出生率最高，新月至上弦月則是生育最低潮。

女性月經與潮汐和月球存在着微妙的關係。李時珍說：「女子，陰類也，以血為主。其血上應太陰（即月球），下應海潮……月事一月一行，與之相符，故又謂之月水、月信、月經」。實際上，海洋潮汐與月變化週期是一致的，都等於 29.53 天。人的情緒節律與月經標準週期是 28 天，這一「誤差」來自地球遠古時代的年度為 13 個月有關。那時地球自轉較快（考古學家從海底鸚鵡螺化石所記載的年輪得出上述結論），據此計算可擬為：

365.25÷13=28.09 天，正好是月經標準週期。

人的情緒、精神心理狀態和行為，特別是精神病患者的發作，與月相變化時節有着密切的關係。美國伊利諾斯州立大學 Moris 教授對此有專題研究。統計資料表明，抑鬱症、高血壓、心臟病等容易在月圓時發生變化。酗酒、交通事故、謀殺放毒等異常事件，在月圓時比月虧時明顯增多。

二十世紀七十年代，美國邁阿密市精神病學家 L. Lapel 研究酗酒者和嗜藥者，發覺他們容易在月圓時發生侵犯性行為。他在 1974 年 1 月作出預言，在 1 月 8 日和 2 月 7 日這兩個望月（將出現極高海潮），人的行為將會受干擾。日後統計發現，在這一年的頭三週內，美國發生的刑事案比上一年同期增加超過兩倍。

英國愛丁堡醫療專家曾研究了五年資料，發現被搶救的 366 名服毒者和 316 名其他方式自殺者的自戕時間，絕大多數是滿月當空的夜晚。

印度曾對三個城市刑事犯罪作出調查，也證實月圓之夜發案率更多。

英、法一些醫院在千例以上的病例中發現，在新月或月圓日，多數病人傷口出血量較多。

造成人體生理與月週期變化的相關性原因是甚麼？《靈樞‧歲露論》說：「故月滿則海水西盛，人血氣積，肌肉充……月郭空，則海水東盛，人氣血虛……」。血氣積即是氣血亢盛，人體情緒飽滿甚至亢奮時，易發生意外。

達爾文認為，人的月經與月亮並沒有直接關係，而是通過海洋潮汐與月亮發生聯繫。研究認為，隨月盈虧而出現的潮汐對人體體液產生影響，形成人體的生物鐘節律。

耶魯大學精神病學家 Lavis 通過實驗研究證實，月圓時精神病患者腦電位差達到最大值。

此外，月變化週期對植物生長、花蕾色彩，甚至地震都會產生影響。中國地震學家統計，河北平原所發生的六級以上地震，發生在朔日（初一，月亮在太陽地球之間）或望日（十五，地球處於太陽與月亮之間）及其前後一天的佔 55%，遠高於自然概率 20.3%。邢台七點二級及唐山八級地震，均發生在朔日及其後一天，而華北地區地震在朔望日為其他時間的兩倍；雲南地區地震發生在朔日或望日，為其他時段的 6.2 倍或 4.5 倍。總之，天地之間週期性或非週期性的時空變化，必然影響到一切生物，當然也包括人的生命體。

第二章

運氣學說的形成與發展

# 一、古天文學與氣象學是構建運氣學說的基礎

　　中華輝煌的古天文學是形成五運六氣概念的基礎。著名的科技史專家、英國的李約瑟博士（Joseph Needham）曾指出，中國古天文學達到了驚人的水平。正因為對「天」的崇拜，所以對地外太空天體運動和自然氣候變化引發更為精心的觀察，進而關注天體運動對人類危害極大的自然災害關係的探索，並逐漸發現自然氣象對人類疾病的影響等。對這一系列的觀察、對比和研究，逐步引入到醫學領域，五運六氣的初步概念就此誕生。

　　運氣學首先肯定了日、月、五大行星等天體的有序運動，形成了自然界四時（春、夏、秋、冬）的有序往復循環，繼而形成了五運六氣運行的有序變化。通過對季節性多發病、傳染病和流行病病因與病理學的深入探索和思考，終於發現「天體運動—自然週期—氣象變化—人體疾病」之間有着密切的關係，因而形成了完整的運氣學知識系統。

　　《黃帝內經》更把這一理念深入到醫學的診治範疇，在論述中提出了一些和五運六氣密切結合的辨證診斷、立法治則、處方用藥、防病保健等方面。例如，提到針灸治療要「上應天光星辰歷紀，下副四時五行」（見《素問·三部九候論》）；要「法天則地，合以天光」（見《素問·八正神明論》）；提示「凡

刺之法，必候日月星辰、四時八正之氣，氣定乃刺之」（見《素問‧八正神明論》）等，強調針灸治療原則要與天時、地理、氣象協調相應。運氣七篇中更具體和詳細地說明了五運六氣的更代運行，對自然景象、物候變化及其對人體生理病理、病證類型和治療的具體影響。

五運六氣和天文曆法的關係，最早見於《尚書‧堯典》：「期三百有六旬有六日，以閏月定四時成歲」，一歲確定為 366 日，已接近陽曆回歸年（365.25 日為一回歸年）。

從河南濮陽西水坡 45 號墓穴及遼寧省建平縣牛河梁的三環石壇考察發現，二分（春分、秋分）、二至（冬至、夏至）、四氣（春、夏、秋、冬）的概念，約於公元前 4500 年至前 3000 年形成。《淮南子‧天文訓》一書中記敍了二十四節氣的全部名稱和來臨時間。

天文曆法已經從歲月紀時工具，過渡到依天文星象確定農耕的具體時刻。事實正是這樣，輝煌的古天文學必然滲透到生物學、農學、災害預報（災異預測）甚至醫學等各個領域。而羣體性、大人羣的「民病」與天文氣象的關係更是在醫學領域中被給予特別的關注。

二十八宿是中國最早的天文坐標圖，當代天文考古學者馮時指出：「公元前 3000 年，無疑應該視為這一體系建立的時間下限。」《漢書‧藝文志》說：「序二十八宿，步日月五星，以紀吉凶之象」。七篇大論中的《五運行大論》就是以二十八

宿作為五運和十干相配的理論依據。「干支」作為運氣學的曆法，其本身就是來源於天文觀測。

中醫學認為，大自然中的天地之氣與人體生命之氣（五臟之氣）是相互交通的。「人以天地之氣生，四時之法成」（《素問‧寶命全形論》），「人與天地相參也，與日月相應也」。

天地之氣，即是五運之氣和三陰三陽（六氣）之氣。它既是人體生命之源，也是人體賴以生存的物質。從另一方面而言，卻又是致病因素之一。所以，中醫學十分重視天地之氣與人體生命之氣之間的相互關係。

現代氣象學指出，大氣是包圍在地球地表外，是離地球表面約千多公里厚度所構成的大氣層。在大氣層中，有平流層和對流層，後者與地面進行交流，這就是運氣學說所說的天地之氣的交通。這種交通有兩種形式，一種是上下的對流，就是運氣學所謂「上下相臨」；另一種是「左升右降」環流的形式。有研究者認為，大氣環流與三陰三陽之氣相似，即是運行於高空的「天氣」；流行於地面、接近人類生活地域的是五運之氣，即是「地氣」。

從現代科學分析，人類生活在大氣中，靠空氣中的氧氣生存。大氣也參予人體矽物質代謝和能量代謝。

有研究者從現代天文學和氣象學的相關研究數據，對照七篇大論中的相關論述，都證實《素問》特別是「七篇」的論述，都是通過嚴密的天象觀察和計算所得出。這反映了運氣

學說中對五運、六氣、司天、在泉及南北政等內容，都有一定科學依據。（有關現代研究見第十一章）

# 二、陰陽五行理論是運氣學的邏輯思維工具

在運氣學中，主要運用了五行學說中的「生剋制化理論」作為推衍工具。不過，有些人對五行學說持有偏見，或持懷疑態度，因而不屑於運氣之說。

筆者對五行之說也曾有過「誤解」（實際是謬誤），認為五行推衍是機械化的「干支格局」，過於刻板。用干支如何能適應多變的氣象變化？甚至有人更錯誤地批判「干支推衍」就是「以時斷病」。

隨着對中華古文化的深入學習，筆者才逐步了解五行的真諦。

用理性分析五行學說，它具有現代數理邏輯的公理性特徵，用高等數學理論可嚴格證明。要構成這套既肯定各單元特性、又表述各單元之間的相互關係，使「萬千物類」得以最高概括、抽象凝煉其核心意義，需要宏遠超凡的視野和極高的智慧。五行只選用了五個單元，即能精準地表達大自然之間、人體各臟腑組織之間，以及天人之間的協調、平衡和穩

定關係的公式或定理，實在是偉大的創造。除此之外，筆者認為再無其他方法可以替代。

所以，五行學説對具有和諧與穩定關係而言，有着表述的「唯一性」和「精準性」，它所蘊含的理論思維和推理邏輯，反映了古人傑出的才智。在中華歷史長河中，五行學説對科學技術發展、古代醫學、中國哲學和中國思想文化的研究，都具有極其重大的意義。（有關現代研究見第十一章）

# 三、天人合一是運氣學的
# 生命觀和疾病觀

《內經》認為，生命體並不是自我封閉的系統，而是一個「開放系統」。

中醫學指出，生命源於自然，強調人體生命是大自然進化的結果，生命與疾病和大自然密不可分；西醫學則強調生命體本身的結構、機能和營養等問題（或者説是獨立系統）。這種認識論的差異來自對生命視角和思維方法的不同：中醫學建基於古典自然觀，而西醫學屬於現代自然科學的一部分。

在《愛因斯坦文集》一書中，記錄了愛因斯坦的一段話：「西方科學的發展，是以兩個偉大的成就為基礎，那就是希臘哲學家發明的形式邏輯體系（在歐幾里德幾何學中），以及通

過系統的實驗發現有可能找出因果關係（在文藝復興時期）。在我看來，中國的賢哲沒有走上這兩步，那是用不着驚奇的，令人驚奇的倒是這些發現（在中國）全都做出來了」。

所謂形式邏輯，即如下列模式：

$$\because A > B，B > C$$
$$\therefore A > C$$

其思維方法是從表面向縱深發展，從宏觀向微觀發展，我們可以稱之為「縱向思維」。而中醫學則是以取類比象的方法，認為萬事萬物都遵循一個統一的法則，可觸類旁通，任何個別事物都是整體的一部分，故可稱為「橫向思維」。

因此，中醫學在辨證和治療疾病中，都可以借助人體內組織之間的相互關係，或者大自然外環境與人體內環境的相應關係，去確定診斷和治療的原則和方法。反映在辨證學思想上，則認為人體「正氣」是診斷和治療的着眼點，強調「正氣存內，邪不可干」的病因學思想。維護正氣、扶助滋補正氣，便成了非常重要的防病和治病手段。即使是陽明腑實急下證（熱病高峰期兼代謝障礙），用上承氣湯等，其治療目的也是為了「急下存陰」，避免或減少對人體營養性體液的煎熬而損傷正氣。

總而言之，中醫治療學的基本原則可概括為「揚善」為主，是以「治人」為主要目的。而現代醫學則着眼於致病性因素，針對細菌、病毒要殺菌、滅毒，針對炎症要消炎，針對

腫瘤要切除，其治療理念可概括為「除惡」為主，是以「治病」為主要目的。

中醫對生命的認識，和它的「開放系統」理論，可以從兩方面證實：

其一，「臟氣法時」。認為人的生命活動有時間節律，臟腑經脈功能各有其盛衰升降的節律性變化，這種變化與自然界天體運動和氣象的週期性變化規律，有一定的「同步性」特徵，也就是所謂「人與天地相應也」。

其二，「歲主臟害」。天體運動的週期性規律，使自然界產生了年、月、日、時等週期性時空變化，因而產生了不同的氣象、氣候、物候等自然生態景象，並由此產生不同的致病因素，分別對人體、臟腑經脈造成不同的傷害具有類似「親和性」特徵。所謂「歲木太過，風氣流行，脾土受邪。歲火太過，炎暑流行，肺金受邪」等，既反映了病變位置與時空的特定關係，也反映了羣體性疾病發病的時限性，以及存在的普遍性發病規律，而運氣學說對此有詳盡的論述。因此，治療上強調：「勿伐天和」，要「法天則地，合以天光」。（見《素問·八正神明論》）

著名英國自然科學史研究學者李約瑟博士認為：「西方解釋生命用『約減主義』。而中國的陰陽觀永遠是相濟相生的，從不把精神與物質之間畫一尖銳的界線，這是『有機哲學』」；又說：「中國人把天地人看作三位一體，是處於一種（宇宙自

然）和諧的秩序之中」。

# 四、運氣學在醫療踐行和總結中發展

《黃帝內經》時代已非常關注流行病、傳染病等羣體性、大人羣疾病對人類造成的嚴重危害。《素問・遺篇・刺法論篇》曰：「五疫之至，皆相染易，無問大小，病狀相似」。《說文解字》解釋「疫」字說：「疫者，民皆病也」。我們認為，運氣學說正是以流行病、傳染病和季節多發病為研究中心的醫學內容。

## 1.《傷寒卒病論》中有關疫病的記述

下文摘自王叔和整編的《傷寒卒病論・卷二・傷寒例》：

> 凡時行者，春時應暖而復大寒，夏時應大熱而反大涼，秋時應涼而反大熱，冬時應寒而反大溫，此非其時而有其氣。是以一歲之中，長幼之病多相似者，此則時行之氣也。

（成無己注：四時氣候不正為病，謂之時行之氣。時氣所行為病，非暴厲之氣，感受必同，是以一歲之中，長幼之病多

相似也。）

　　夫欲候知四時正氣為病，及時行疫氣之法，皆當按斗曆占之。

　　（成無己注：四時正氣者，春風、夏暑、秋濕、冬寒是也。時行者，時行之氣是也。溫者，冬時感寒，至春發者是也。疫者，暴厲之氣是也。占前斗建，審其時候之寒溫，察其邪氣之輕重而治之，故下文曰：九月霜降節後，宜漸寒，向冬大寒，至正月雨水節後，宜解也。所以謂之雨水者，以冰雪解而為雨水故也。至驚蟄二月節後，氣漸和暖，向夏大熱，至秋便涼」。（筆者按：此言季節多發病，若具傳染性者則為「時行疫氣」。）

　　《傷寒卒病論》的著述與大疫流行息息相關。《傷寒論·序》說：「余宗族素多，向餘二百，建安紀年以來，猶未十稔，其死亡者三分有二，傷寒十居其七」，證明仲景行醫年度，有流行性或傳染性疾病大肆流行。

　　考《後漢書·五行志》載：「建寧四年（171年）三月大疫；熹平二年（173年）正月大疫；光和二年（179年）春大疫。」考洪貫之《張仲景郡望生卒之推測》結論指出，「建安」應作「建寧」為妥。仲景序中應為建寧紀年。

　　（筆者按：竺可楨著《中國近五千年來氣候變遷的初步研究》寫道：「……到東漢時代，我國天氣有趨於寒冷的趨勢……

是東漢後期疫病流行的主要原因」，從側面說明《傷寒卒病論》重用辛溫解表法的氣象學背景。

## 2. 有關疫病史料「癸未之紀」的記述

如前文所述，中國醫學史和史學資料中記錄了古代疫病流行的情況，從中反映了疫病的發生有一定的週期性特徵。古人從疫病史料研究中發現，「癸未之紀，易流行大疫。」此說見於《傷暑全書》卷下附刻《疫證治案》。

1642 年，吳又可作《溫疫論》，在《原病篇》中指出：「疫者，感天地之癘氣，在歲有多寡，在方隅有厚薄，在四時有盛衰，此氣之來，無論老少強弱，觸之者即病」。

第二年，也就是 1643 年（癸未），「自二月至九月，京師大疫，傳染甚劇」。（見《明史》卷二十八《五行志》）

六十年後的 1703 年（癸未）春天，「瓊州、靈州大疫。五月，景州大疫，人死無算。六月，曲阜、巨野大疫，東昌疫。八月，文登大疫，民死幾半」。（《清史稿》卷四十《災異志》）

第二年 1704 年（甲申），「春，南樂疫。河間、獻縣大疫，人死無算。六月，荷澤疫。秋，章邱、東昌、青州大疫；福山大疫，人死無算；昌樂疫，羌州、寧海、濰縣大疫」。（《清史稿》卷四十《災異志》）

1763 年（癸未），「嘉興、湖州、松江、太倉、蘇州諸州

府，月內小兒，有口噤不乳，兩腮腫硬，名謂螳螂子」（唐千頃《大生要旨》卷五）。

第二年 1764 年，「益都天花流行」。

又六十年之後 1823 年（癸未），「春，泰州大疫，秋，臨榆大疫」。（《清史稿》卷四十《災異志》）同年，白喉流行；奉天、直隸、江蘇、河南、湖北水災。

看來，癸未之紀確實多災多難。癸年為火運不及，未年為太陰濕土司天，太陽寒水在泉，是為不及的中運化生司天之氣、運氣加臨屬於小逆。

上述是古醫家歷經數百年在臨床醫療中的相關總結，不僅反映了古人對瘟疫的重視，也可看到古人對瘟疫的發生年代和時期規律性的關注。


## 3. 聖散子方的故事

以下再說一個有關聖散子方的故事，反映用藥也應配合運氣時令的因素。

聖散子方的組成如下：

草豆蔻（去皮面裹炮十個）
木豬苓（去皮）
石菖蒲

高良薑

獨活（去蘆頭）

麻黃（去根）

枳殼（去穰麩炒）

白朮

附子（炮製去皮臍）

芍藥

細辛

防風（去蘆頭）

濃朴（去皮薑汁炙）

本（去穰土炒）

柴胡

澤瀉

半夏（薑汁制各半兩）

藿香

甘草（一兩炙）

茯苓

用法如下：

上銼碎如麻豆大，每服五錢匕，水一鐘半，煮取八分，去滓熱服。餘滓兩服合為一服，重煎，空心服。

本方載於龐安時《傷寒總病論‧卷第四》，治療時氣傷寒、中風口禁等。相傳在宋嘉佑年間（1057-1063 年）流傳甚廣。辛未永嘉年，曾有人言此方「活人無數，救人甚眾」。

大文學家蘇軾（1037-1101年）專為其方書寫序，大為讚賞，序曰：「用聖散子者，一切不問陰陽二感，或男女相易，狀至危篤者，連飲數劑，則汗出氣通，飲食漸進，神宇完復，更不用諸藥連服取瘥。其餘輕者，心額微汗，正爾無恙。藥性小熱，而陽毒發狂之類，入口即覺清涼，此殆不可以常理詰也。時疫流行，平旦輒煮一釜，不問老少良賤，各飲一大盞，則時氣不入其門，余既得之，謫居黃州，連歲大疫，所全活者，至不可數」。

然而，宣和年間（1120-1125年），流行大疫，京城太醫選用此方卻殺人無數，故而禁用此方。癸丑年間（11年）也有疫病流行，吳縣令用本方分發民眾，十無一生，藥後見有煩狂，昏冒而死者不計其數。

同一方藥，用之臨床，卻有天壤之別，這是為甚麼呢？這是因為運氣有別，而出現這截然不同的結果。

考《世補齋醫書》載，上方用於仁宗天聖二年，六十三甲子中元，正值太陰濕土司天，太陽寒水在泉，而金元時前期屬六十五甲子上元，陽明燥金司天，少陰君火在泉，燥火用事，當然不宜寒濕用事之方。


## 4. 中醫學術流派形成與大司天週期相關性的研究

在醫療活動中，一些臨床醫家體悟到運氣理論的客觀性，

不僅根據五運六氣運行時令，發現在醫療中真實地反映了相應的病證，而且依據其特徵性，治療方法也取得了良好效果。由於醫家所處年代各異，運氣值令不同，故各呈現了不同的學術性特點，終於形成了各種學術流派。

陸九芝在《世補齋醫書‧六氣大司天上篇》說：「守真辟朱肱用溫之誤，申明仲景用寒之治，為三一效方，三一承氣也，以其所值為燥火也。東垣以脾胃立論，專事升陽者，以其所值為寒濕也。丹溪以知柏治腎，專事補陰者，以其所值又為火燥也。明乎此，而知古聖昔賢著書立說，都是補偏救弊之人」；「仲景為醫中之聖，師表萬世，黃芩、白虎即守真所本也。建中、理中即東垣所本也；炙甘草湯、黃連阿膠湯即丹溪所本也。補瀉溫涼，各隨其運。設以守真而遇濕寒，決不偏於寒涼；東垣而遇風燥，決不偏於溫補；丹溪而遇寒濕，決不偏於清滋。乃讀其書不論其世，因而不知其人」。

陸氏通過大司天理論研究，認為歷代醫家學術思想和醫學流派的形成，與他們所處歷史時代的五運六氣流行狀況有密切關係。他認為，中醫學術史上的七大學術流派各有特色的學術主張，與他們醫學活動的大司天週期一致。

## 表一　各學派創始醫家所處的六氣大司天特性以及民病論述一覽

| 醫家名稱 | 甲子 | 大司天特性 | 《至真要大論》 | 《六元正紀大論》 |
|---|---|---|---|---|
| 張仲景<br>（《傷寒卒病論》）<br><br>150-219 | 第四十八甲子<br>124-183 | 太陽寒水司天、太陰濕土在泉，寒濕之氣行令。 | 太陽司天，寒淫所勝。太陰在泉，濕淫所勝。 | 民病寒濕，發肌肉萎，足萎不收，濡瀉，血溢。 |
| 184<br>（34歲） | 第四十九甲子<br>184-243 | 厥陰風木司天，少陽相火在泉，風火流行之際。 | 厥陰司天，風淫所勝。少陽在泉，火淫所勝。 | 民熱病行於下，風病行於上，風燥勝復形於中。 |
| 劉完素<br>（寒涼派）<br><br>1110-1200 | 第六十四甲子<br>1084-1143 | 少陽相火司天、厥陰風木在泉，是為火風行令。 | 少陽司天，火淫所勝。厥陰在泉，風淫所勝。 | 民病寒熱，外發瘡瘍內為泄滿。往復之作，民病，瘧，泄，聾瞑，嘔吐，上怫，腫色變。 |
| 1144<br>（34歲） | 第六十五甲子<br>1144-1203 | 陽明燥金司天、少陰君火在泉，是為燥熱之氣。 | 陽明司天，燥淫所勝。少陰在泉，熱淫所勝。 | 民病咳，嗌塞，寒熱，發暴振栗，癃閉。 |
| 李杲<br>（補土派）<br><br>1180-1251 | 第六十五甲子<br>1144-1203 | 陽明燥金司天、少陰君火在泉，是為燥熱之氣。 | 陽明司天，燥淫所勝。少陰在泉，熱淫所勝。 | 民病咳，嗌塞，寒熱，發暴振栗，癃閉。 |
| 1204<br>（24歲） | 第六十六甲子<br>1204-1263 | 太陽寒水司天、太陰濕土在泉，是為寒濕行令。 | 太陽司天，寒淫所勝。太陰在泉，濕淫所勝。 | 民病寒濕，發肌肉萎，足萎不收，濡瀉，血溢。 |
| 張從正<br>（攻下派）<br><br>1156-1228 | 第六十五甲子<br>1144-1203 | 陽明燥金司天、少陰君火在泉，是為燥火之氣。 | 陽明司天，燥淫所勝。少陰在泉，熱淫所勝。 | 民病咳，嗌塞，寒熱，發暴振栗，癃閉。 |
| 1204<br>（48歲） | 第六十六甲子<br>1204-1263 | 太陽寒水司天、太陰濕土在泉，是為寒濕行令。 | 太陽司天，寒淫所勝。太陰在泉，濕淫所勝。 | 民病寒濕，發肌肉萎，足萎不收，濡瀉，血溢。 |
| 朱震亨<br>（滋陰派）<br><br>1281-1358 | 第六十七甲子<br>1264-1323 | 厥陰風木司天、少陽相火在泉，是為風火行令。 | 厥陰司天，風淫所勝。少陽在泉，火淫所勝。 | 民熱病行於下，風病行於上，風燥勝復形於中。 |
| 1324<br>（43歲） | 第六十八甲子<br>1324-1383 | 少陰君火司天、陽明燥金在泉，是為火燥行令。 | 少陰司天，熱淫所勝。陽明在泉，燥淫所勝。 | 民病咳喘，血溢，血泄，鼽嚏，目赤眥瘍，寒厥入胃，心痛，腰痛，腹大，嗌乾，腫上。 |

（續表一）

| 醫家名稱 | 甲子 | 大司天特性 | 《至真要大論》 | 《六元正紀大論》 |
|---|---|---|---|---|
| 張介賓<br>（溫補派）<br><br>1563-1640 | 第七十二甲子<br>1564-1623 | 太陽寒水司天、太陰濕土在泉，正是寒濕行令。 | 太陽司天，寒淫所勝。太陰在泉，濕淫所勝。 | 民病寒濕，發肌肉萎，足萎不收，濡瀉，血溢。 |
| 吳有性<br>（《瘟疫論》）<br><br>1582-1652 | 第七十二甲子<br>1564-1623 | 太陽寒水司天、太陰濕土在泉，正是寒濕行令。 | 太陽司天，寒淫所勝。太陰在泉，濕淫所勝。 | 民病寒濕，發肌肉萎，足萎不收，濡瀉，血溢。 |
| 1624<br>（42歲） | 第七十三甲子<br>1624-1683 | 厥陰風木司天、少陽相火在泉，正是風火行令。 | 厥陰司天，風淫所勝。少陽在泉，火淫所勝。 | 民熱病行於下，風病行於上，風燥勝復形於中 |
| 葉桂<br>（《溫熱論》）<br><br>1667-1746 | 第七十三甲子<br>1624-1683 | 厥陰風木司天、少陽相火在泉，屬風火行令。 | 厥陰司天，風淫所勝。少陽在泉，火淫所勝。 | 民熱病行於下，風病行於上，風燥勝復形於中 |
| 1684<br>（17歲） | 第七十四甲子<br>1684-1743 | 陽明燥金司天，少陰君火在泉，是為燥熱之氣。 | 陽明司天，燥淫所勝。少陰在泉，熱淫所勝。 | 民病咳，嗌塞，寒熱，發暴振栗，癃閉。 |
| 吳瑭<br>（《溫病條辨》）<br><br>1758-1836 | 第七十六甲子<br>1804-1863 | 少陽相火司天、厥陰風木在泉，是為火風行令。 | 少陽司天，火淫所勝。厥陰在泉，風淫所勝。 | 民病寒熱、外發瘡瘍，內為泄滿。往復之作，民病寒熱，瘧泄，聾瞑，嘔吐，上怫，腫色變。 |

　　中國著名氣象學家竺可禎提出，中國近五千年來氣候呈現出寒暖交替的變化規律，包括四個溫暖期、四個寒冷期，對照中醫學術發展史。不難看出，傷寒學派之張仲景正是生活於第二個氣候寒冷期（公元初至 600 年），偏於寒邪傷人而致病，故有張仲景的「辛溫」之治。劉完素處於第四個溫暖期，強調火熱之害，形成河間學派。明清時期處於第四個寒冷期（1400-1900 年），以張介賓為代表的溫補學派應時而生。明清期間也曾出現兩個相對溫暖期（1550-1600 年、1720-

1830 年），溫病學派的葉天士、吳鞠通等人生活期間，所以強調溫熱致疫。由此看來，中醫重要學術流派各代表醫家的「寒溫變遷」傾向，與氣候環境的「寒溫變化」規律具有一定的吻合性，故此認為五運六氣大司天的更替，造成氣候變化的時代特點，於是就形成了不同的學術流派。

值得提出的是，歷史上醫家師承授受之間，學術見解也存在着明顯差異。如劉完素雖然主以火熱立論，但其直接和間接的弟子如羅知悌、朱丹溪、張從正等各家學術觀點截然不同，其主要原因也是各醫家的醫療生涯處於不同的大司天週期，即歷史年代各異而已。

研究者認為，中醫學術流派的形成，也與流派創始人醫療生涯所處運氣值令，和相應多發的流行病與傳染病有密切關係。

第三章

計算運氣週期性運行的應用曆法
——干支甲子

運氣學說引用當時唯一的干支甲子紀時法，用作計算氣運週期的時間單位。，干支紀時法在中國很早就應用於紀年、紀月、紀日和紀時了。

《素問‧六微旨大論》説：「天氣始於甲，地氣始於子，子甲相合，命曰歲立。謹候其時，氣可與期」。

據傳，早在殷商時期已經應用干支紀時。文獻記載在公元前 776 年，從周幽王二年辛卯月紀日開始，一直延續至今已達二千餘年，是世上最悠久的紀時法。

天干十位（個）、地支十二位（個），干支相配推衍出的六十年一個循環週期，稱為一「甲子」。因此，人們又把干支紀年稱為「甲子曆書」。

在《後漢書‧律曆》中也曾明確指出：「大橈 ¹ 始作甲乙以名日，謂之『干』；作子丑以名月，謂之『支』」。干支紀時法雖然與現今通行世界的公元紀年不同，但直至現代仍有其應用價值。

---

1    大橈，黃帝臣子，傳説公元前 2697 年中華初始，黃帝命通曉天文的臣子作甲子紀時。隋‧《五行大義》載：「大堯創製干支。」

# 一、天干

天干是甲、乙、丙、丁、戊、己、庚、辛、壬、癸十個文字符號。

「干」有「天」或「日」的意思。《爾雅・釋天》敍述:「甲至癸為十日,日為陽」。在公元前 2000 年的殷商時期,以「旬」為期(十天為一個時間計算階段),所以天干以十為單位。

《漢書・食貨志》顏師古注:「干,猶個也」。十干就是十個數目,解釋得簡單明瞭。不過,這十個字的命名都有一定意義。弄清其命名含義,有助我們加深對天干的理解。

《史記・律書》這樣說:「甲者,言萬物剖符甲而出也;乙者,言萬物生軋軋也;丙者,言陽道著明,故曰丙;丁者,言萬物之丁壯也。庚者,言陰氣庚萬物,故曰庚;辛者,言萬物之辛生,故曰辛;壬之為言,妊也,言陽氣妊養萬物於下也;癸之為言,揆也,言萬物可揆度,故曰癸」。

把以上引文譯為白話,則是:

甲,是嫩芽突破束甲(外殼)而出生;乙,代表幼苗逐漸生長;丙,代表陽氣充沛、生機旺盛;丁,表示已經成長壯大;戊,指壯盛之極;己,表示已臻於成熟;庚,代表果實成熟而呈收斂之勢,並將孕育新的生命,有「更代」之義;辛,為舊體毀滅、已孕育新的生命;壬,代表妊養新的生命體;癸,則是新的生命體開始活動。

用生命的生、長、衰、亡更代規律來記錄時間或事物進程的變化，以表達數字的次序遞進，這種命名也代表了中華古文化深刻的哲理思考。

# 二、地支

地支是子、丑、寅、卯、辰、巳、午、未、申、酉、戌、亥十二個文字符號。

明代醫學大家張景岳說：「十二支以應月，地之五行也」。

據歷史記載，在殷代已經使用十二地支記錄月份的次序了，所以《爾雅‧釋天》說：「歲陰者，子、丑、寅、卯、辰、巳、午、未、申、酉、戌、亥十二支是也」。天空上的北斗七星之中，第一星天樞（奎）、第五星玉衡（衡）、第七星搖光（杓）有「鬥綱」之稱，每月月象都會有一定的方位變化，所以十二地支也稱為「十二辰」，「辰」即星辰之義。蓋經古人觀察，如正月建寅，每日初昏後則杓指寅方，入夜則衡指寅方，入晝則奎指寅方；二月建卯則如上述指卯方，三月指辰方，逐月順推，所指之方即月建也，故古人以支紀月。

漢武帝太初元年（前104年）頒佈了著名的「太初曆」（在前104-85年間使用）。地支紀月法在《素問‧太陰陽明論》中也有記錄，不過與太初曆不同，它是一月起於寅。原文說：

「正月，太陽寅也」。在曆法上稱為「正月建寅」，這可能是夏朝的曆法，並一直沿用至今。

為甚麼《素問》正月不從第一位地支的「子」開始，而要從「寅」開始呢？張景岳在《類經圖翼・氣數統論》中作了這樣的解說：「寅，三陽始備，於是和風至而萬物生，萌芽動而蟄藏振，遍滿寰區，無非生意，故陽雖始於子，而春必起於寅。」説明十二支配十二月是根據實際氣候與生態特徵而確定。

和天干一樣，地支的命名也各具特定含義。

《史記・律書》這樣解釋：「子者，滋也。滋者，言萬物滋於下也；丑者，紐也。言陽氣在上未降，萬物厄紐未敢出也；寅，言萬物始生，螾然也，故曰寅；卯之為言，茂也。言萬物茂也；辰者，言萬物之蜄也；巳者，言陽氣之已盡也；午者，陰陽交，故曰午；未者，言萬物皆成有滋味也；申者，言陰用事，申賊萬物，故曰申；酉者，萬物之老也，故曰酉；戌者，言萬物盡滅，故曰戌。亥者，該也。言陽氣藏於下，故該也」。

用現代語言説明，應該是這樣的意思：

子，指陰氣盡而陽氣生，但生機尚潛藏地下，待機而發。丑，指陽氣擺脫陰氣的籠罩，出土發生；寅，是生機盎然的意思；卯，指生物成長逐漸茂盛；辰，指生物越發茂盛、美好。巳，為陽氣發旺、萬物盛壯。午，指陽氣盛極、枝葉繁茂，而陰氣萌生。未，指果實成熟已有形、有質、有味。申，是生

機停止呈收斂之狀。酉,為陽衰陰盛,呈衰老之態。戌,指植物敗落。亥,指陰氣已盛,陽氣復又潛藏於下。

不難看出,地支的命名也是以生物作標本,表達月期遞進的時序。

據歷史記載,在更早時期的夏代帝王中,已經有用天干作名號的,如孔申、胤甲、履癸等。商王朝世系的名號,如成湯名天乙,他的兒子叫大丁、外丙、中壬;孫子名大甲、沃丁;曾孫名大庚、小甲。一直到紂王,歷十七代、三十三王,都是以天干命其名號。

史家研究發現,早在四千多年前可能已有干支紀年。在現存的甲骨文卜辭中可以得知,在殷代紀日已經使用干支相配合的方法。從甲子、乙丑直到癸亥,共六十日。殷代以六十日為一周,周而復始以紀日。在出土的甲骨文中已有完整的六十干支表,據考證是用來專做旬曆的「日曆」。這樣從單獨以天干記錄十日為一個週期,繼而配合地支成為六十單位,從紀日—紀旬—紀氣—紀月—紀歲,曆法便逐漸發展完善。

曆法的進步就是自然科學的進步,也推動了社會的進步。古代的醫家適時引進和利用傳統的干支紀時法,是極其自然和合理的。

# 三、甲子

天干第一個符號是甲，地支第一個符號是子，用干支符號依次相配，如甲子、乙丑、丙寅可得六十組配伍，稱為「一個甲子」，簡稱「一周」。這本來狹義的單位符號，在應用中逐漸擴大外沿，因為它用了各一天干和地支之名，也可以用作紀時、紀日、紀月、紀歲、紀紀（三十年為一紀），索性稱之為複式（雙數）的「甲子曆書」。

## 表一　六十環周表（甲子曆書）

| 甲子 | 乙丑 | 丙寅 | 丁卯 | 戊辰 | 己巳 | 庚午 | 辛未 | 壬申 | 癸酉 |
|---|---|---|---|---|---|---|---|---|---|
| 甲戌 | 乙亥 | 丙子 | 丁丑 | 戊寅 | 己卯 | 庚辰 | 辛巳 | 壬午 | 癸未 |
| 甲申 | 乙酉 | 丙戌 | 丁亥 | 戊子 | 己丑 | 庚寅 | 辛卯 | 壬辰 | 癸巳 |
| 甲午 | 乙未 | 丙申 | 丁酉 | 戊戌 | 己亥 | 庚子 | 辛丑 | 壬寅 | 癸卯 |
| 甲辰 | 乙巳 | 丙午 | 丁未 | 戊申 | 己酉 | 庚戌 | 辛亥 | 壬子 | 癸丑 |
| 甲寅 | 乙卯 | 丙辰 | 丁巳 | 戊午 | 己未 | 庚申 | 辛酉 | 壬戌 | 癸亥 |

值得說明的是：

1. 這種曆書是中國歷代全社會紀時統一使用的，而非僅供醫學所專用；

2. 運氣學說採用統一的紀時工具，人人易解、便於掌握又條理清晰，其用法分別為：

（1）以甲子曆書為「標準紀時」，記錄五運六氣運行和變化的規律：

《素問・六節臟象論》說：「天以六為節，地以五為制」。所以運氣學說中用十干紀五運週期，用十二支紀六氣週期是基本標準，簡便而實用。

（2）探討五運六氣變化規律與人體生理病理和病因之間的關係：

以干支紀時為「時間坐標」，用於分析臟腑、經脈、經穴生理活動與時序變化的關係，因而產生了《素問》的「臟氣法時」理念（各臟腑經時序脈的生理病理變化與自然時序規律有同步性的關係）；也依此探討自然規律與病因和病理之間的相關性，因而產生了「歲主臟害」（即在不同的五運六氣運行期，會對人體不同臟腑組織造成特定性傷害）的理念。

（3）研究「民病」即羣體性疾病病因、病證類型、證候特徵與五運六氣週期的相關性：

在運氣七篇中凡論述病證時，皆使用「民病」，而其他篇論則只言「病」。一個「民」字之差代表了個體與羣體性疾病的區別。所以我們肯定地說，運氣學主要是針對流行性或傳染性疾病為主進行研究。

（4）探討氣候變化週期與治療學的相關性：

運氣學強調自然氣象和生態環境對羣體性疾病產生了重要影響，因而其治療原則也必然注重與大自然外環境的適應性。所以，《素問・五常政大論》提出「必先歲氣，勿伐天和」的根本性治療法則。所謂「必先歲氣」，就是要掌握五運六氣

運行的規律和變化；而所謂「勿伐天和」即是用針、用藥的治療法則必須不能與天時氣象違逆。

有人卻不這樣認識，把甲子曆書視作「干支格局」，把運氣學說說成是用「干支格局」推斷疾病。這有點本末倒置，不夠妥當，因為甲子曆書在前，運氣學說在後。運氣學說僅僅是利用了干支紀時法，歷經後世臨床醫學長期的發展才賦予了醫學內涵。經過觀測、考察、驗證以及和臨床醫學經驗對照，再經數百年不斷總結而形成。它的目地不是為了「推斷」病症，而是發現規律，以便於先期預防和早期診斷（治未病），避免「渴而穿井、斗而鑄錐」之過。

試想想，如果沒有當時公認、公用、合理、合法的曆書，要拿甚麼作紀時標準？所以，指運氣學說套用「干支格局」占卜疾病，實在枉費了古人的一片苦心。

# 四、干支紀年與公元紀年的換算

干支換算在過去是一門學問。算命先生的掐指一算，是陰曆與干支曆法的換算。在運氣學上，只需要知道年干支便可以推算一年的五運六氣，而更方便的是近些年流行電子換算方法。

## 表二　公元與干支年度檢閱簡表

| 120 年干支檢閱年表（1924-2043） | | | | | | | | | |
|---|---|---|---|---|---|---|---|---|---|
| 甲子 | 乙丑 | 丙寅 | 丁卯 | 戊辰 | 己巳 | 庚午 | 辛未 | 壬申 | 癸酉 |
| 1924 | 1925 | 1926 | 1927 | 1928 | 1929 | 1930 | 1931 | 1932 | 1933 |
| 1984 | 1985 | 1986 | 1987 | 1988 | 1989 | 1990 | 1991 | 1992 | 1993 |
| 甲戌 | 乙亥 | 丙子 | 丁丑 | 戊寅 | 己卯 | 庚辰 | 辛巳 | 壬午 | 癸未 |
| 1934 | 1935 | 1936 | 1937 | 1938 | 1939 | 1940 | 1941 | 1942 | 1943 |
| 1994 | 1995 | 1996 | 1997 | 1998 | 1999 | 2000 | 2001 | 2002 | 2003 |
| 甲申 | 乙酉 | 丙戌 | 丁亥 | 戊子 | 己丑 | 庚寅 | 辛卯 | 壬辰 | 癸巳 |
| 1944 | 1945 | 1946 | 1947 | 1948 | 1949 | 1950 | 1951 | 1952 | 1953 |
| 2004 | 2005 | 2006 | 2007 | 2008 | 2009 | 2010 | 2011 | 2012 | 2013 |
| 甲午 | 乙未 | 丙申 | 丁酉 | 戊戌 | 己亥 | 庚子 | 辛丑 | 壬寅 | 癸卯 |
| 1954 | 1955 | 1956 | 1957 | 1958 | 1959 | 1960 | 1961 | 1962 | 1963 |
| 2014 | 2015 | 2016 | 2017 | 2018 | 2019 | 2020 | 2021 | 2022 | 2023 |
| 甲辰 | 乙巳 | 丙午 | 丁未 | 戊申 | 己酉 | 庚戌 | 辛亥 | 壬子 | 癸丑 |
| 1964 | 1965 | 1966 | 1967 | 1968 | 1969 | 1970 | 1971 | 1972 | 1973 |
| 2024 | 2025 | 2026 | 2027 | 2028 | 2029 | 2030 | 2031 | 2032 | 2033 |
| 甲寅 | 乙卯 | 丙辰 | 丁巳 | 戊午 | 己未 | 庚申 | 辛酉 | 壬戌 | 癸亥 |
| 1974 | 1975 | 1976 | 1977 | 1978 | 1979 | 1980 | 1981 | 1982 | 1983 |
| 2034 | 2035 | 2036 | 2037 | 2038 | 2039 | 2040 | 2041 | 2042 | 2043 |

## 表三 五運六氣簡便電子查詢程式

| | |
|---|---|
| **軟件** | 可下載安裝於電腦、手機、平板使用 |
| | 李均宇的中醫軟件合集：Windows、Android、iOS。<br>http://www.okmyok.com/lisoft.htm |
| **網站** | 於網上快速查詢不同年份的五運六氣 |
| | http://www.okmyok.com/yunqi.asp |
| | http://www.sacredlotusclinic.com/56.html |
| | 備用鏈接（http://yjsu.tripod.com/56.htm） |
| **手機<br>應用程式** | 於手機中快速查詢不同年份的五運六氣 |

| **手機<br>應用程式** | 名稱：五運六氣 | 名稱：大家中醫 |
|---|---|---|
| | 平台：Android、iOS | 平台：Android、iOS |
| | 下載：Google Play、App Store | 下載：騰訊應用市場、HUAWEI App Gallery、App Store |

　　現代科技日新月異，手機及網絡上早已開發了不少先進程式，提供快速查詢及協助，以往的干支轉換法現今並不常用。當然，科技提供了方便，並不代表我們可以完全信任網絡和程式提供的內容。我們必須掌握計算基本功，才能分析研究，並在理解的基礎上參考網絡和程式上的資料。故此，以下的章節便顯得十分重要了。

第四章

五運之氣運行的
常規週期

五運之氣的運行以天干為序。天之「六氣」與地之「五運」運行時序不同，各有自己的週期性規律。從週期長短分析，五運六氣可以分為：紀元週期（超長週期）、超年週期（長週期）和季節週期（短週期）。

# 一、紀元週期（超長週期）

　　紀元週期請參閱第五章六氣之討論。

# 二、超年週期（長週期）

　　所謂「超年週期」，是以一年為基本時間單位，以超年度為計算週期，亦可稱之為「長週期」。

　　地之氣，按「五」歲為一週，每年主一運，五年一週期，這就是《素問・天元紀大論》所說的「天以六為節，地以五為制。周天氣者，六期為一備；終地紀者，五歲為一周」的意思。

　　為甚麼「地以五為制」呢？王冰說：「太始天地初分之時，陰陽析位之際，天分五氣，地列五行。五行定位，布政於四方，五氣分流，散支於十干。」當時「黃氣橫於甲己，白氣橫於乙庚，黑氣橫於丙辛，青氣橫於丁壬，赤氣橫於戊癸。故甲

己應土運，故乙庚應金運，故丁壬應木運，故戊癸應火運」。
（見《素問‧六氣玄珠密語》）

　　簡而言之，在天地分化之初，天之氣因所值方位不同，
形成了與地域方位一致的五行之氣，下流於地，運行於五方
（東、西、南、北、中）。太虛真元之氣，在太空分化為六，
形成了三陰三陽之氣。

# 三、季節週期（短週期）

　　「地氣」之五運，一年分為五步（五個階段），每步由一種
氣運主持，其時段為七十三日零五刻。運氣學說稱之為「五步
推運」，「推」是計算遞進的意思。

　　即：73.05×5＝365.25 日／年。

### 表一　五運時序與氣候特徵簡表

| 命名 | 木運 | 火運 | 土運 | 金運 | 水運 |
|------|------|------|------|------|------|
| 時序 | 春 | 夏 | 長夏 | 秋 | 冬 |
| 氣候特徵 | 風 | 熱 | 濕 | 燥 | 寒 |
| 時間 | 73.05 日 | 73.05 日 | 73.05 日 | 73.05 日 | 73.05 日 |

　　由於年度不同，六氣或五運的更代也有一定時刻變化。
一般而言，若氣運亢盛、鴟張，氣運則會提前而來，時間未至
而氣運已至，稱為「未至而至」；若氣運衰降、微弱，會導致

時間已到而氣運未到，稱為「至而未至」。

　　氣運交接的時間起算有不同，長者數日，短者則可精密到不足一刻（古紀時每日百刻）的差別，以下內容將作出說明。

　　天地之氣的運行雖然各有規律，但也有兩者上下之間的氣流交通，運氣學說稱為「上下相臨」。「相臨」的方式有兩種：一是天地之的氣左右旋轉；再者是上下升降交通。《素問‧五運行大論》說：「上者右行，下者左行，左右周天，余而復會也」。「上者」指天氣，說天氣右旋，自東而西，以降於地；「下者」指地氣，說地氣左轉，自西而東，如此「上下相臨」則天地之氣交流循環。《素問‧六微旨大論》就提到天地之氣上下的直接交通：「天氣下降，氣流於地；地氣上升，氣騰於天」。

　　這種旋轉往復和升降相應運動，使天地之氣「上下相臨，陰陽相錯」而有機的結合，不僅形成了自然週期，也促進了大氣中精微物質的衍化、敷佈與擴散，這對各種生物的化生、成長和成熟極為有利。《素問‧陰陽應象大論》有言：「天有精，地有形，故能為萬物之父母」。所謂「精」是指大氣中的精微物質；所謂「形」則是指地氣具有凝聚精微物質構成形體的作用。這種天地之氣之間的運動，造就了萬物化生和萬紫千紅的大千世界。

# 四、五氣運行的類別與徵象

五運六氣的運行各有其「正常秩序」和「變化秩序」，即「常」與「變」兩種狀態。在常態下，有利於生物體的因素佔主要方面，它的運行是有規律的周而復始，如環無端。

在運氣學說中，五運的常態變化週期包括「太過」、「不及」和「平氣」；災化變態則有過度亢勝的「淫勝」、「反勝」、「相勝」、「鬱」、「復」等。

《素問》運氣七篇也講述了運氣常變對人體生命與疾病的影響，尤其突出了對「民病」（包括集羣性病證）的病因形成、病變轉化和治療原則等研究。

《素問‧天元紀大論》曾感嘆道：「夫五運陰陽者，天地之道也，萬物之綱紀，變化之父母，生殺之本始，神明之府也。可不通乎？」文本中強調，五運六氣的運行亦遵循陰陽對立統一的法則，這是大自然和一切生物的統一規律，是宇宙之間萬千物類變化的法則和綱領，是一切生物變化產生的根源，是生長消亡的始因，是產生一切微妙神奇自然現象的所在，這麼重要的知識怎麼能不通曉呢？

五氣運行不僅在時間週期上有長短不同，在運行氣勢狀態上亦有差別，因而造成了氣象和生態環境的不同景象，進而影響整個生物界。

# 1. 十干化運

運氣學說利用天干與五運相配合，稱為「十干化運」。《素問・五運行大論》說：「土主甲己，金主乙庚，水主丙辛，木主丁壬，火主戊癸」。《素問・天元紀大論》也說：「甲己之歲，土運統之；乙庚之歲，金運統之；丙辛之歲，水運統之；丁壬之歲，木運統之；戊癸之歲，火運統之」。

這裏的五行代表了地面五氣運行及其所產生的五種不同氣候類型：

（1）土代表濕潤的長夏氣候特徵；

（2）金代表乾燥、涼爽的秋季氣候特徵；

（3）水代表冰冷、嚴寒的冬季氣候特徵；

（4）木代表溫暖、流暢的春季氣候特徵；

（5）火代表炎熱的夏季氣候特徵。

簡稱即是甲己化土（潮濕）、乙庚化金（乾燥）、丙辛化水（寒冷）、丁壬化木（溫和多風）、戊癸化火（火熱）。這表示了十個天干與五運之氣流行和氣候的對應關係。

# 2. 五運三紀

五運三紀指五氣有三種不同的運行狀態，古人把這三種不同運行狀態的年度稱為「三紀」，分別命名為：太過、不及

和平氣。「三紀」是交替更代，且有一定規律地出現。

為了紀錄長、短週期運行的時序，並尋找常與變的規律，運氣學說利用了當時通行的干支甲子紀時法。如《素問・六微旨大論》說：「天氣始於甲，地氣始於子，子甲相合，名曰歲立」。

《素問・六節臟象論》也說：「天有十日，日六竟而周甲，甲六復而終歲，三百六十日法也」。

「十日」就是指十干紀日。十干與十二支配合（子甲相合），這樣干支往復配合六個週次，為 60 日一個小週次（日六竟而周甲）；甲六復而終歲，就是指約等於一年 360 日了。

即：10 干 ×12 支 ×6 週次 =360 日／年。

360 日是一年的約數，如上文所述，當為 365 又 1/4 日，古稱一歲。一歲之中又細分為候、氣、時。《素問・六節臟象論》說：「五日謂之候（5 日）；三候謂之氣（15 日）；六氣謂之時（90 日）；四時謂之歲（360 日）」。運氣學說所以這樣重視時間階段的計算，目地就是「謹候其時，氣可與期」，以便更準確地掌握五運六氣運行的常變時間。它已經精確計算到「一刻」（一日百刻，每刻等如現代時間 14.4 分鐘）了。

古人總結出以下規律：三紀之中的太過、不及之年，可按天干的陰陽屬性確定。即：十干中屬於單數為陽、偶數為陰，甲、丙、戊、庚、壬為陽干；乙、丁、己、辛、癸為陰干。一般而言，凡陽干值年為太過之年；陰干之年為不及之年。

所謂「太過」，即有餘之意，指年度內的氣運亢盛、鴟張；所謂「不及」，即不足之意，指年度內的氣運減弱、衰降。這種太過、不及的交替出現，古人認為是大自然自我調節的體現。隨着不同年度氣運變化，太過與不及也明顯表現出不同的氣候特徵。按《素問》五行歸屬體系，分類為：木運主風、土運主濕、火運主熱、金運主燥、水運主寒，以代表各運的主要氣象特徵。

例如，《素問・氣交變大論》説：「歲土太過，雨濕流行，歲土不及，風乃大行」。土不及則木運之氣壯盛，進一步制約了土氣，從而在某一時段會顯示一定的木運氣象特徵。

所以，每逢甲年如甲子、甲戌、甲申、甲午等，在氣候特徵上是濕潤過度，或降水量大，或陰天雲量日多等現象；而每逢己年，因本氣運不足，則表現其所勝的氣候特徵會突顯出來（風屬木、木剋土）。這是常見規律。

十干化運，非陰即陽，都成了太過、不及的年度。

那為甚麼還會有「五運三紀」之説？因為還有不亢不衰、平和正常的「平氣」。「平氣」之年如何產生的呢？

原來這是在五運與六氣相互作用之下所出現的一種變化，由此產生了「平氣」之年。關於這個問題，張介賓在《類經圖翼》中説得簡單、透徹和明瞭，他説：「平氣，如運太過而被抑，運不及而得助也」。

所謂「運太過而被抑」，就是歲運被當年輪值的「司天之

氣」所制約。如戊辰年本為火運太過，但是該年是為太陽寒水司天，水能制火，則該年會轉化為平氣之年。這裏司天之氣（司天為六氣中第三氣）抑制了五運本來亢盛的氣流，所以氣候轉變為平和。

所謂「運不及而得助」，是指在衰降的歲運，恰逢該年司天之氣與不及的歲運為相生關係，不及歲運得其司天之氣的扶助，增益而化為平氣，均是五行關係，即歲運之氣與司天之氣之間的生剋關係作出對比，或為母子關係而獲得「補償」。如辛卯、辛酉年雖為水運不及之年，但卯酉之年司天為陽明燥金，金為水母，故不及的歲運得母氣之助而化為平氣。

再者，地的四方（東、西、南、北—卯、酉、午、亥）若與歲運之氣相生，或氣運同屬，也化為平氣。如乙卯、乙酉之年，乙屬金，卯酉在西方金位，是五運的五行所屬與五方五行之屬性相同，故亦是為平氣之年。

於平氣之年，氣候平和，較少大流行病發生，即使發病亦較輕微，治療亦較容易康復。

五氣運行不僅在時間週期上有長短不同，在運行氣勢盛衰、狀態強弱及其產生的氣象和生態環境方面也呈現了不同景觀，進而影響生物界。七篇以倮、鱗、毛、羽、介代表動物類別；以麻、麥、稷、稻、豆代表農作物類別；以栗、棗、桃、杏、李代表果物類別等，並用此作為觀察氣運盛衰和常變的「地表佐證」或「判斷標誌」，以證明運氣運行的客觀存

在。而五星的亮度、速度、顏色等則可視為氣運運行的「太空佐證」或「標誌」。

## 3. 五運三紀的生態、氣象和病候特徵

關於五氣運行的氣勢、狀態、盛衰、常變、氣象和生態環境變化及其容易發生人羣性疾病的規律，可參閱《素問‧五運行大論》、《素問‧五常政大論》和《素問‧氣交變大論》原文的描述。在此概括其要，略加提示。

### 表二　太過、不及之紀的命名、生態和病候簡表

| 運行年度 | 命名 | 生態特徵 | 氣象特徵 | 病候 |
|---|---|---|---|---|
| 木運太過 | 發生 | 土疏泄，蒼氣達，陽和布化 | 其氣美，其政散，其令條舒 | 其動掉眩巔疾，其病怒 |
| 火運太過 | 赫曦 | 炎暑施化、物得以昌，其化長，其氣高，其政動 | 其令鳴顯，其動炎灼妄擾 | 其病笑瘧瘡瘍，血流，狂妄，目赤 |
| 土運太過 | 敦阜 | 煙埃朦鬱，見於厚土，其氣豐，其政靜、其令周備 | 大雨時行，其動濡積並蓄 | 其病腹滿四肢不舉 |
| 金運太過 | 堅成 | 天氣潔，地氣明，其化成，其氣削，其政肅，其令銳切 | 其動暴折瘍疰 | 其病喘喝，胸憑仰息 |
| 水運太過 | 流衍 | 寒司物化，天地嚴凝，藏政以布，長令不揚，其化凜，其氣堅，其政謐 | 其令流注，其動漂泄沃湧 | 其病脹 |
| 木運不及 | 委和 | 是謂勝生，草木晚榮，蒼乾凋落，其氣斂，其用聚 | 涼雨時降，風雲並興 | 其動緛戾拘緩，其病搖動注恐 |

（續表二）

| 運行年度 | 命名 | 生態特徵 | 氣象特徵 | 病候 |
|---|---|---|---|---|
| 火運不及 | 伏明 | 是謂勝長，陽氣屈伏，蟄蟲早藏，其氣鬱，其用暴 | 寒清數舉，暑令乃薄，其動彰伏變易 | 其病昏惑悲忘 |
| 土運不及 | 卑監 | 是謂減化，雨乃愆，收氣平，草木榮美，秀而不實 | 其氣散，其用靜定 | 其動瘍涌分潰癰腫，其病留滿痞塞 |
| 金運不及 | 從革 | 是謂折收，收氣乃後，生氣乃揚 | 其氣揚，其用躁切 | 其動鏗禁瞀厥，其病嚏咳鼽衄 |
| 水運不及 | 涸流 | 是謂反陽，藏令不舉，化氣乃昌 | 雨乃愆，土潤水泉減，其氣滯，其用滲泄，其動堅止 | 其病痿厥堅下 |

## 表三　平氣之紀的命名、生態和病候簡表

| 丁壬之年 | 敷和 | 陽舒陰布，五化宣平，其政發散 | 其候溫和，其令風 | 病里急支滿 |
|---|---|---|---|---|
| 戊癸之年 | 升明 | 正陽而治，德施周普，五化均衡，其政明曜 | 其候炎暑，其令熱 | 其病瞤瘈 |
| 甲己之年 | 備化 | 氣協天休，德流四政，五化齊修，其政安靜 | 其候溽蒸，其令濕 | 其病否 |
| 乙庚之年 | 審平 | 收而不爭，殺而無犯，五化宣明，其政勁肅 | 其候清切，其令燥 | 其病咳 |
| 丙辛之年 | 靜順 | 藏而勿害，治而善下，五化咸整，其政流演 | 其候凝肅，其令寒 | 其病厥 |

# 五、五運短週期的常規與變化

## 1. 主運與客運

（1）**主運**：五運之氣分主一年之中五季的正常時令，相對固定之氣；由初、二、三、四、終運依次遞進，各主七十三日零五刻，歲歲相同。

（2）**客運**：以中運（歲運）為初之運，按相生之序依次遞進，也循五季五步運行，各主七十三日零五刻，但是歲歲不同。

## 2. 五步推運

說明一年之中五季正常的氣候特徵（主運），和隨年度不同而有一定變化的氣候（客運），同時在一個時間段出現。

（1）**起運日期**：每年都在大寒日起，主運始於木運，年年不變。客運則以歲運為初運，歲歲不同，十年一週次。

（2）**推運順序**：均按五行相生順序依初、二、三、四、終運而行，每運各七十三日零五刻。

## 3. 五音建運

（1）**五音**：即宮、商、角、徵、羽，是古人制定的五個音階。運氣學說認為，五音皆因五方之氣的氣流運行而產生，故借用五音來代表五行之氣的變化規律。

（2）**建運**：「建」即建立、代表之意，是指五音和五運的配屬關係，如下：

宮 — 土運

商 — 金運

角 — 木運

徵 — 火運

羽 — 水運

《素問・陰陽應象大論》[1]對五方─五行─五音的關係表述甚為直白，原文說：「東方生風，風生木，在音為角；南方生熱，熱生火，在音為徵；中央生濕，濕生土，在音為宮；西方生燥，燥生金，在音為商；北方生寒，寒生水，在音為羽」[2]。

---

[1] 相同與相類的論述在《素問・五常政大論》、《素問・六元正紀大論》諸篇亦屢言之，可見七篇與《素問》其他篇論理念一脈相通。

[2] 宮，為中和、中央之義；商，強也，有堅強之義；角，觸也，陽氣動而發也；徵者，止也，物極而止；羽者，舒也，流行暢達之義。五音階之名，皆有含義，可參。

## 4. 太少相生

那麼，一年五步又是如何推運的呢？

（1）**確定順序**：用五音建運，按五行相生順序來推運。這一順序與自然界「生─長─化─收─藏」的生化過程相應。

（2）**區別陰陽**：因十干有陰陽之別，故而五步推運亦應有所區分，由此產生了太少相生的概念。太代表陽干；少代表陰干；進而形成了五音的太與少的詞彙，如甲屬陽干，故為太宮；己為陰干，則為少宮；太商代表陽金庚，少商代表陰金辛，餘此類推。參見下表：

### 表四　五音建運表

| 五音建運 | 陽干為太 | 陰干為少 |
| --- | --- | --- |
| 角 | 壬為太角 | 丁為少角 |
| 徵 | 戊為太徵 | 癸為少徵 |
| 宮 | 甲為太宮 | 己為少宮 |
| 商 | 庚為太商 | 乙為少商 |
| 羽 | 丙為太羽 | 辛為少羽 |

以「太少相生」作五步推運的方法，理論上反映了「陰陽互生」和自我維持平衡這些理念。例如：

主運年年起於春角，視陰干陽干分為少與太，如壬年陽木，起於太角（初運），傳遞少徵（陰火二運），再傳太宮（陽土三運），再傳少商（陰金四運），再傳太羽（陽水終運）而止，

形成太少相生的傳遞。

　　客運以本年中運（歲運）為初運，如甲己為土運，甲為陽土，則初運為太宮，依次傳為少商（二）、太羽（三）、少角（四）、太徵（終）；十年之內，因初運不同所以年年有變。十年一週，循環不已。

第五章

六氣運行的
常規週期

六氣的運行以地支排列為序。天之六氣與地之五運的運行時序不同，各有本身的週期性運行規律。從週期長短分析，六氣運行主要分為：超長週期（紀元週期）、長週期（超年週期）和短週期（季節週期）。

# 一、紀元週期（超長週期）

陸懋修（九芝）在《世補齋醫書・大司天論》裏，記載了以六十年為一個單位的超長週期，每三個單位又分別列為上、中、下元，各主持六十年。六氣與天干配合，所以五運亦有超長週期。

這種劃分與我們通常應用於臨床醫療的分期方法不同。陸氏利用大司天理論來研究中醫學術發展史，認為不同醫學流派的形成，與大司天的分期運行有密切關係。一些研究者認真對比分析後，發現陸九芝的觀點確有一定可信度。參見下表：

表一　清・陸懋修《大司天論》三元甲子考（摘錄）

| 年度 | 單位 | 分元 | 大司天 | 大在泉 |
|------|------|------|--------|--------|
| 黃帝八年之後的六十年 | 第一甲子 | 下元 | 厥陰風木 | 少陽相火 |
| 黃帝六十八年之後的六十年 | 第二甲子 | 上元 | 少陰君火 | 陽明燥金 |
| 少昊十八年之後的六十年 | 第三甲子 | 中元 | 太陰濕土 | 太陽寒水 |
| 少昊七十八年之後的六十年 | 第四甲子 | 下元 | 少陽相火 | 厥陰風木 |

（續表一）

| 年度 | 單位 | 分元 | 大司天 | 大在泉 |
|------|------|------|--------|--------|
| 顓頊五十四年之後的六十年 | 第五甲子 | 上元 | 陽明燥金 | 少陰君火 |
| 帝嚳二十九年之後的六十年 | 第六甲子 | 中元 | 太陽寒水 | 太陰濕土 |
| 帝堯八十一年之後的六十年 | 第七甲子 | 下元 | 厥陰風木 | 少陽相火 |
| 帝堯三十九年之後的六十年 | 第八甲子 | 上元 | 少陰君火 | 陽明燥金 |
| 帝舜三十九年之後的六十年 | 第九甲子 | 中元 | 太陰濕土 | 太陽寒水 |
| 夏仲康三年之後的六十年 | 第十甲子 | 下元 | 少陽相火 | 厥陰風木 |
| 帝相六十年之後的六十年 | 第十一甲子 | 上元 | 陽明燥金 | 少陰君火 |
| 帝槐四年之後的六十年 | 第十二甲子 | 中元 | 太陽寒水 | 太陰濕土 |
| 秦始皇十年之後的六十年 | 第四十二甲子 | 中元 | 太陽寒水 | 太陰濕土 |
| 漢文帝三年之後的六十年 | 第四十三甲子 | 下元 | 少陽相火 | 厥陰風木 |
| 武帝元狩六年之後的六十年 | 第四十四甲子 | 上元 | 少陰君火 | 陽明燥金 |
| 宣帝五風元年之後的六十年 | 第四十五甲子 | 中元 | 太陰濕土 | 太陽寒水 |
| 平帝元始四年之後的六十年 | 第四十六甲子 | 下元 | 少陽相火 | 厥陰風木 |
| 明帝永平七年之後的六十年 | 第四十七甲子 | 上元 | 陽明燥金 | 少陰君火 |
| 安帝延光三年之後的六十年 | 第四十八甲子 | 中元 | 太陰濕土 | 太陽寒水 |
| 靈帝中平四十九年之後的六十年 | 第四十九甲子 | 下元 | 厥陰風木 | 少陽相火 |
| 蜀漢後帝延熙七年後六十年 | 第五十甲子 | 上元 | 少陰君火 | 陽明燥金 |
| 晉惠帝永興元年後六十年 | 第五十一甲子 | 中元 | 太陰濕土 | 太陽寒水 |
| 哀帝興寧二年後六十年 | 第五十二甲子 | 下元 | 少陽相火 | 厥陰風木 |
| 宋文帝元嘉元年後六十年 | 第五十三甲子 | 上元 | 陽明燥金 | 少陰君火 |
| 齊武帝永明二年後六十年 | 第五十四甲子 | 中元 | 太陽寒水 | 太陰濕土 |
| 梁武帝大同十年後六十年 | 第五十五甲子 | 下元 | 厥陰風木 | 少陽相火 |
| 隋文帝仁壽四年後六十年 | 第五十六甲子 | 上元 | 少陰君火 | 陽明燥金 |
| 唐高宗麟德元年後六十年 | 第五十七甲子 | 中元 | 太陽寒水 | 太陰濕土 |
| 元宗開元十二年後六十年 | 第五十八甲子 | 下元 | 少陽相火 | 厥陰風木 |
| 德宗興元元年後六十年 | 第五十九甲子 | 上元 | 陽明燥金 | 少陰君火 |
| 武宗會昌四年後六十年 | 第六十甲子 | 中元 | 太陽寒水 | 太陰濕土 |
| 昭宗天佑元年後六十年 | 第六十一甲子 | 下元 | 厥陰風木 | 少陽相火 |
| 宋太祖乾德二年後六十年 | 第六十二甲子 | 上元 | 少陰君火 | 陽明燥金 |
| 仁宗天聖二年後六十年 | 第六十三甲子 | 中元 | 太陰濕土 | 太陽寒水 |

（續表一）

| 年度 | 單位 | 分元 | 大司天 | 大在泉 |
|---|---|---|---|---|
| 神宗元豐七年後六十年 | 第六十四甲子 | 下元 | 少陽相火 | 厥陰風木 |
| 高宗紹興十四年後六十年 | 第六十五甲子 | 上元 | 陽明燥金 | 少陰君火 |
| 寧宗嘉泰四年後六十年 | 第六十六甲子 | 中元 | 太陽寒水 | 太陰濕土 |
| 理宗景定五年後六十年 | 第六十七甲子 | 下元 | 厥陰風木 | 少陽相火 |
| 元泰定帝泰定元年後六十年 | 第六十八甲子 | 上元 | 少陰君火 | 陽明燥金 |
| 明太祖洪武十七年後六十年 | 第六十九甲子 | 中元 | 太陰濕土 | 太陽寒水 |
| 英宗正統九年後六十年 | 第七十甲子 | 下元 | 少陽相火 | 厥陰風木 |
| 孝宗宏治十七年後六十年 | 第七十一甲子 | 上元 | 陽明燥金 | 少陰君火 |
| 世宗嘉靖四十三年後六十年 | 第七十二甲子 | 中元 | 太陽寒水 | 太陰濕土 |
| 熹宗天後四年後六十年 | 第七十三甲子 | 下元 | 厥陰風木 | 少陽相火 |
| 聖祖仁皇帝康熙二十三年後六十年 | 第七十四甲子 | 上元 | 少陰君火 | 陽明燥金 |
| 高純皇帝乾隆九年後六十年 | 第七十五甲子 | 中元 | 太陰濕土 | 太陽寒水 |
| 仁宗睿皇帝嘉慶九年後六十年 | 第七十六甲子 | 下元 | 少陽相火 | 厥陰風木 |
| 穆宗毅皇帝同治三年後六十年 | 第七十七甲子 | 上元 | 陽明燥金 | 少陰君火 |
| 1924 年－ 1983 年 | 第七十八甲子 | 中元 | 太陽寒水 | 太陰濕土 |
| 1984 年－ 2043 年 | 第七十九甲子 | 下元 | 厥陰風木 | 少陽相火 |

# 二、超年週期（長週期）

所謂「超年週期」，是以一年為基本時間單位，以超年度為計算週期，亦可稱之為「長週期」。

天之氣按「六」分為六節，每年主一氣為一節（即某種氣在一年內發揮主持作用，或者說在一年內顯示某氣為主的氣

象特徵），六年為一個週期。

這就是《素問・天元紀大論》所說的「天以六為節，地以五為制。周天氣者，六期為一備；終地紀者，五歲為一周」。王冰解釋了為何「天以六為節」，他說：「天真元氣分為六化，以統坤元生成之用，徵其應用則六化不同，本其所生則正是真元之一氣，故曰六元也」。

總之，太虛真元之氣，在太空分化為六氣，形成了三陰三陽之氣；而在天地分化之初，天之氣因所值方位不同，形成了與地域方位一致的五行之氣，下流於地，運行於五方（東、西、南、北、中），成為五運之氣。

# 十二支化氣

運氣學說利用地支與六氣相配，說明天氣的常變規律。六氣是形成氣象變化的空間因素，對人類生活的地域氣候產生重要影響，甚至有某種主導性作用。通常分析六氣運行，先要確定「司天之氣」，它對一年（尤其是上半年）的氣象有重要作用。隨年度不同，不同的地支代表着不同的司天之氣。

《素問・五運行大論》說：「子午之上，少陰主之；丑未之上，太陰主之；寅申之上，少陽主之；卯酉之上，陽明主之；辰戌之上，太陽主之；巳亥之上，厥陰主之」。所謂「上」，在此指司天之氣。

古人根據不同年度所觀測到的大氣環流特徵，分別命名為一陰（厥陰）、二陰（少陰）、三陰（太陰）；一陽（少陽）、二陽（陽明）、三陽（太陽）。這種稱謂把六氣分為六個階段，與氣候特徵聯繫起來，又與人體臟腑組織，以及與疾病形成關聯，表明了它們之間的相應關係，如厥陰—風木—肝；少陰—君火—心等。

**表二　司天之氣與地支關係簡表**

| 地支紀年 | 巳亥 | 子午 | 丑未 |
|---|---|---|---|
| 命名 | 厥陰風木 | 少陰君火 | 太陰濕土 |
| 三陰 | 一陰 | 二陰 | 三陰 |
| 地支紀年 | 寅申 | 卯酉 | 辰戌 |
| 命名 | 少陽相火 | 陽明燥金 | 太陽寒水 |
| 三陽 | 一陽 | 二陽 | 三陽 |

# 三、季節週期（短週期）

同樣，六氣的短週期是在一個年度之內劃分的時序階段。《素問》根據中華大地天文觀測與氣象週期，把一個年度內的變化，即「天氣」運行時序，分為六個階段，亦分別賦予氣候特徵性的名稱，是為：風、熱、火、濕、燥、寒，總稱為「六氣」。

這種命名是以正常季節的氣象特徵為依據，當氣象出現反常（包括過度亢烈和過度降減等）可導致疾病，即稱為「六

淫」，成為致病性因素，成為「邪氣」。如發病具有傳染性則稱為「疫氣」。

短週期與中國地域的季節分時及農業生產有密切關係。

天之六氣，一年分為六個階段。每個階段由一種氣主持，其時段為四個節氣多一點，即是：六十日又八十七刻半（每日按百刻計）。

60.875×6=365.25 日 / 年。

### 表三　六氣時序、命名與氣候特徵

| 季節 | 1-2 月 | 3-4 月 | 5-6 月 | 7-8 月 | 9-10 月 | 11-12 月 |
|------|--------|--------|--------|--------|---------|----------|
| 命名 | 一陰 | 二陰 | 三陰 | 一陽 | 二陽 | 三陽 |
| 又稱 | 厥陰風木 | 少陰君火 | 太陰濕土 | 少陽相火 | 陽明燥金 | 太陽寒水 |
| 氣候特徵 | 風 | 熱 | 濕 | 火 | 燥 | 寒 |
| 時間 | 60.875 日 | 60.875 日 | 60.875 日 | 60.875 日 | 60.875 日 | 60.875 日 |

## 1. 主氣

主氣代表一年之中六個階段在正常狀態下的氣象特徵。所以，主氣運行規律的特點是：年年如此，固定不變。所謂「主氣」，有兩個重疊概念：其一，代表主歲之氣，即一年之中的主氣（氣象特徵）對全年氣象產生影響，或者說主氣在一年之中顯示其特徵；其二，指六氣「分主六節」的一年之內的六個階段之中，每個階段的正常氣象。

在一年之內，六氣如何環行呢？簡單而言，不論任何干支紀年，其主氣的初之氣均起於大寒節日，每階段六十日又八十七刻半，即每四個節氣多一點為一「節」，依次按五行相生順序遞進。

即是：初之氣—厥陰風木、二之氣—少陰君火、三之氣—少陽相火、四之氣—太陰濕土、五之氣—陽明燥金、終之氣—太陽寒水。

## 2. 客氣

客氣在一年之中亦分為六個階段。但是，其初之氣隨年支不同，歲歲不同。一般應首先確定初之氣，再按五行相生順序推移遞進，由此確定司天（上）和在泉（下）之氣。司天和在泉之氣的規律是：司天為三之氣，其右間氣為二之氣，左間氣為四之氣；而在泉為終之氣，其右間氣為五之氣，左間氣為初之氣（參見下表）。一般認為，客氣代表了變化的、即時的氣象，相對主氣而言，對形成的氣象客氣更為重要。

表四　六氣分節、命名與氣候特徵

| 季節 | 1-2 月 | 3-4 月 | 5-6 月 | 7-8 月 | 9-10 月 | 11-12 月 |
|---|---|---|---|---|---|---|
| 命名 | 一陰 | 二陰 | 三陰 | 一陽 | 二陽 | 三陽 |
| 又稱 | 厥陰風木 | 少陰君火 | 太陰濕土 | 少陽相火 | 陽明燥金 | 太陽寒水 |
| 氣候特徵 | 風 | 熱 | 濕 | 火 | 燥 | 寒 |
| 時間 | 60.875 日 | 60.875 日 | 60.875 日 | 60.875 日 | 60.875 日 | 60.875 日 |

## 3. 司天、在泉、左右間氣

　　司天對上半年(初、二、三氣)的氣象產生重要影響。《素問‧六元正紀大論》説:「歲半之前,天氣主之」,説明司天之氣對上半年的氣象有主導性作用。運氣學説中利用地支説明六氣的環行規律,故而標定司天之位(見下頁圖)。

　　《素問‧至真要大論》進一步指出了司天之氣的氣象特徵:「六氣分治,司天氣者,其至何如?曰:厥陰司天,其化以風;少陰司天,其化以熱;太陰司天,其化以濕;少陽司天,其化以火;陽明司天,其化以燥;太陽司天,其化以寒」。也就是説,逢地支為丑未之年,則是太陰濕土為司天之氣,濕為其氣象特徵。若逢辰戌之年,則是太陽寒水為司天之氣,即稱為「太陽司天」,寒冷為其氣象特徵。同樣用地支類推,則巳亥之年為「厥陰司天」。

　　所謂「在泉」,是六氣環流的又一階段,即在四、五、終之氣的階段。按一年之中的三陰三陽排序,與司天之氣相對者即為在泉之氣。司天位當三之氣,在泉則位當終之氣(六之氣)。在泉對下半年氣象有主導性作用,此乃基本規律。

　　對於左右間氣,《素問‧至真要大論》説:「司左右者,是謂間氣也」。左、右間氣,是記載六氣在不同時段的氣候特徵,所謂:「主歲者紀歲;間氣者紀步也」。「步」指天氣的六節之中的一節,亦稱「一步」。司天的位置是坐南面北(或曰

俯視），而在泉是坐北面南（或曰仰視），所以其左右間氣位置
不同。見下示意圖：

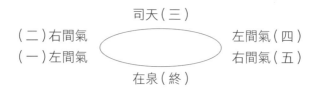

**圖一　左右間氣示意圖**

**表五　司天與在泉的運行規律（排列）簡表**

| 值年 | 司天 | 在泉 | 規律 |
|---|---|---|---|
| 子午之歲 | 少陰（君火） | 陽明（燥金） | 二陰：二陽 |
| 丑未之歲 | 太陰（濕土） | 太陽（寒水） | 三陰：三陽 |
| 寅申之歲 | 少陽（相火） | 厥陰（風木） | 一陽：一陰 |
| 卯酉之歲 | 陽明（燥金） | 少陰（君火） | 二陽：二陰 |
| 辰戌之歲 | 太陽（寒水） | 太陰（濕土） | 三陽：三陰 |
| 巳亥之歲 | 厥陰（風木） | 少陽（相火） | 一陰：一陽 |

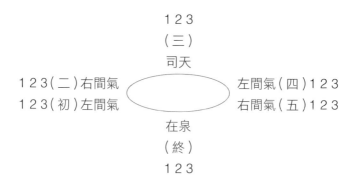

**圖二　司天、在泉的左右間氣分步規律示意圖**

註：即司天、在泉。１２３對比，提示一陽對一陰、二陽對二陰等。

## 4. 客主加臨

　　如前文所述，主氣代表正常氣象運行的規律，固定不變，而客氣則隨紀年而不斷變化。這樣變化着的客氣與固定的主氣相遇，又成為新的氣象變化因素。這種關係稱為「客主加臨」。客主之氣相互作用後有兩種情況：

　　（1）「相得」：指客主二氣加臨形成了正常氣象，特指以下三種情況：a. 客主之氣相生；b. 客主同氣；c. 客剋主氣。

### 表六　子午之年客主加臨關係簡表

| 序 | 初 | 二 | 三 | 四 | 五 | 終 |
|---|---|---|---|---|---|---|
| 主氣 | 厥陰風木 | 少陰君火 | 少陽相火 | 太陰濕土 | 陽明燥金 | 太陽寒水 |
| 客氣 | 太陽寒水 | 厥陰風木 | 少陰君火 | 太陰濕土 | 少陽相火 | 陽明燥金 |
| 關係 | 客生主 | 客生主 | 客主同氣 | 客主同氣 | 客剋主 | 客生主 |

說明：此為子午之年客主加臨關係。主氣不分年支初運皆起於厥陰風木，按相生傳遞；客氣逢子午之歲少陰司天位當三之氣，其右間二之氣應為厥陰風木；在泉左間初之氣為太陽寒水；司天左間四之氣為太陰濕土；在泉右間五之氣為少陽相火，在泉之氣為陽明燥金。

### 表七　子午之年客主加臨關係簡表

| 序 | 初 | 二 | 三 | 四 | 五 | 終 |
|---|---|---|---|---|---|---|
| 主氣 | 厥陰風木 | 少陰君火 | 少陽相火 | 太陰濕土 | 陽明燥金 | 太陽寒水 |
| 客氣 | 太陽寒水 | 厥陰風木 | 少陰君火 | 太陰濕土 | 少陽相火 | 陽明燥金 |
| 關係 | 相得 | 相得 | 相得 | 相得 | 相得 | 相得 |

（2）「不相得」：客主之氣相剋會產生兩種情況，其中一種為不相得：

a. 主氣勝客氣，成為致病的氣象因數（逆）；

b. 客氣勝主氣，一般不會成為致病因數（從）。

《素問・至真要大論》説：「主勝逆，客勝從」。所謂「逆」即不相得之義；「從」為相得。不相得則形成災變氣象，成為致病因素。可見客氣成為某一節的主要氣象因素屬於正常。

### 表八　卯酉之年客主加臨關係簡表

| 序 | 初 | 二 | 三 | 四 | 五 | 終 |
|---|---|---|---|---|---|---|
| 主氣 | 厥陰風木 | 少陰君火 | 少陽相火 | 太陰濕土 | 陽明燥金 | 太陽寒水 |
| 客氣 | 太陰濕土 | 少陽相火 | 陽明燥金 | 太陽寒水 | 厥陰風木 | 少陰君火 |
| 關係 | 不相得 | 相得 | 不相得 | 不相得 | 不相得 | 不相得 |

按：卯酉之年，除二之氣的期間內氣候正常較溫和之外，其餘五節氣候變化較劇。《素問・五運行大論》説：「氣相得則和，不相得則病」。

六氣的常態變化週期包括預知環行的司天、在泉、主氣、客氣等；其災難性變化則出現不循常規的異常氣象改變，有淫勝、反勝、復氣等類型，對某些生物的生命運動形成不利因素。六氣災化變態的形成，乃由於某種氣象因素過於亢盛或過於減弱而引發連鎖反應，從而形成各種自然生態災變。運氣的常與變，在《素問》中已初步摸清了規律，並通過干支紀時法表達出來。所以説不僅「常」可摸清，「變」也是有跡可尋，可以發現出來。

第六章

五運與六氣

相互作用的變化

五運與六氣，一者運行於地域，一者運行於天際，但由於天地之氣不斷地下降上騰、陰陽相錯、氣運相交，因而相互產生作用並發生變化。這種「運氣交會」現象是產生自然生態環境和氣象變化的重要因素，也對人體生命活動與疾病形成有一定的影響。


# 一、運氣同化的命名、類型和意義

　　當五運與六氣交會，遇到五行屬性為同一性質之氣時，必然出現同一氣象特徵，稱為「同化」現象。例如，木同風化（木運同厥陰之氣相遇），火同暑熱化（火運同少陰、少陽之氣相遇）。此外，如金運同燥化、水運同寒化、土運同濕化，皆屬同化現象。

　　《素問‧六元正紀大論》說：「願聞同化何如？岐伯曰：風溫春化同；熱曛昏火夏化同；勝與復同；燥清煙露秋化同；雲雨昏暝埃長夏化同；寒氣霜雪冰冬化同。此天地五運六氣之化，更用盛衰之常也」。因此，運氣同化的一般規律是：木同風化、火同暑化、土同濕化、金同燥化、水同寒化。

　　五運與六氣相互之間同化，有五種主要類型和命名，現分述如下：

## 1. 天符

（1）**含義**：中運（統主一年）之氣與司天之氣相符。「天之與會」，故稱之為「天符」。《素問·六微旨大論》說：「土運之歲，上見太陰；火運之歲，上見少陽、少陰；金運之歲，上見陽明；木運之歲，上見厥陰；水運之歲，上見太陽；奈何？岐伯曰：天之與會也，故《天元冊》曰天符」。（筆者按：這裏的「上」，指司天之氣而言。）

（2）**舉例**：土運之歲（甲己之年），太陰司天（地支係丑未之年）；火運之歲（戊癸之年），上見少陽、少陰（寅申或子午之年）等（參見下表）。

（3）**說明**：屬於運氣同化類型之一，「同化」即是「運」與「氣」同類化合之意。當歲運（中運）與司天之氣相符者，則稱為「天符」。《素問·六微旨大論》列舉天符之年如下：

### 表一 天符之年簡示

| 歲運 | 司天 | 紀年 | |
|---|---|---|---|
| 土運 | 太陰 | 己丑 | 己未 |
| 火運 | 少陽、少陰 | 戊寅、戊申 或 戊子、戊午 | |
| 金運 | 陽明 | 乙卯 | 乙酉 |
| 木運 | 厥陰 | 丁巳 | 丁亥 |
| 水運 | 太陽 | 丙辰 | 丙戌 |

以己丑年為例：天干之甲、己年的中運為土運（甲己化土）；地支之丑、未年主歲之氣為司天（丑未之上，太陰主之）。

（4）**結論**：己丑之年（中運與司天之氣同化）為天符之年。

（5）**確認方法**：首先確定年干的五運歸屬，即甲己化土、乙庚化金之類，再根據十二支化氣規律確定司天之氣，如「火運之歲，上見少陽、少陰」之類（戊寅、戊申、戊子、戊午）。

（6）**應用意義**：歲運（中運）與司天之氣相符，上半年是兩氣相合成為亢盛之氣。因此，感傷人體發病急驟且較嚴重。所以，《素問・六微旨大論》說：「天符為執法（法執於上），中執法者，其病速而危」。

## 2. 歲會

（1）**含義**：中運之氣與歲支之氣及其所處四方正位的五行屬性相符。

（2）**舉例**：如丁卯年，木主丁壬，丁屬木運；寅卯屬木，卯位於東方為木之方位，此為木運同歲支木氣相會又居木位，故是木運臨卯，為歲會。《素問・六微旨大論》說：「木運臨卯，火運臨午，土運臨四季，金運臨酉，水運臨子，所謂歲會，氣之平也」。

（3）**說明**：地支的五行所屬 —— 寅卯屬木；午巳屬火；申酉屬金；子亥屬水；辰戌丑未屬土。木、火、金、水位東

南西北，土位中央。

（4）**確認方法**：先確定年干及其五運所屬，再從地支與五行屬性及其與方位的關係審定，如甲辰、甲戌、己丑、己未（土運臨四季）、乙酉（金運臨酉）、丙子（水運臨子）、丁卯（木運臨卯）、戊午（火運臨午），八年皆屬此例。

（5）**應用意義**：歲會是中運之氣與歲支之氣交會於下方位置，其氣奉令而行，故又稱「行令」。歲會之年氣候一般正常，感人發病較為輕緩，邪氣並不亢盛，故病變常呈正邪相持狀態。誠如《素問·六微旨大論》所言：「歲位為行令，中行令者，其病徐而持」。

**表二　歲會之年簡示**

| 地支五行 | 寅卯-木 | 午巳-火 | 辰戌-土 | 丑未-土 | 申酉-金 | 子亥-水 |
|---|---|---|---|---|---|---|
| 五運 | 木 | 火 | 土 | 土 | 金 | 水 |
| 方位 | 寅卯在東 | 午巳在南 | 土臨四季 | 土臨四季 | 申酉在西 | 子亥在北 |

## 3. 同天符

（1）**含義**：逢陽干之年，太過中運之氣與在泉之氣五行屬性相合。

（2）**舉例**：如甲辰年，甲為陽土，客氣是太陰濕土在泉，

此為太過之土運與在濕土之氣相合而同化。《素問・六元正紀大論》說：「甲辰甲戌太宮，下加太陰；壬寅壬申太角，下加厥陰；庚子庚午太商，下加陽明，太過而加同天符」。（見下圖示）

（3）**說明**：甲為陽干主太過之年，甲己化土是為土運太過，辰戌之歲上見太陽，故為太陽寒水司天，太陰濕土在泉，太過中運之氣與在泉之氣同氣。

（4）**確認方法**：a. 確定天干陰陽，以明太過、不及；b. 查歲支化氣規律，求司天、在泉之氣；c. 比對：太過之年與在泉之氣，五行屬性相同。

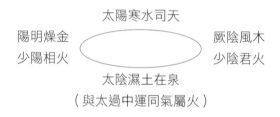

太陽寒水司天

陽明燥金　　　　　　　　　　厥陰風木
少陽相火　　　　　　　　　　少陰君火

太陰濕土在泉
（與太過中運同氣屬火）

**圖一　甲辰之歲（甲為土運太過）示意圖**

## 4. 同歲會

（1）**含義**：逢陰干不及的中運之氣與在泉之氣相合。

（2）**舉例**：如癸巳年，癸為陰火，在泉之氣為少陽相火，此為不及之火運與在泉之氣少陽相火相合而同化。《素問・

六元正紀大論》說:「太過而同天化者三,不及而同天化者亦三,癸巳癸亥少徵,下加少陽;辛丑辛未少羽,下加太陽;癸卯癸酉少徵,下加少陽,不及而加,同歲會也」。(見下圖示)

(3)**說明**:癸為陰干,主不及之年;戊癸化火,是為火運不及;巳亥之歲,上見厥陰,故為厥陰風木司天,少陽相火在泉,不及中運在泉同氣。

(4)**確認方法**: a. 確定天干陰陽,以明太過、不及; b. 查歲支化氣規律,求司天、在泉之氣; c. 比對:不及之年與在泉之氣五行屬性相同。

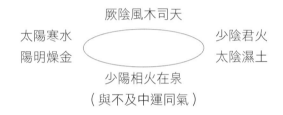

厥陰風木司天
太陽寒水　　　　　　　　　少陰君火
陽明燥金　　　　　　　　　太陰濕土
少陽相火在泉
(與不及中運同氣)

**圖二　癸巳之歲(癸為陰火、不及之氣)示意圖**

## 5. 太乙天符

(1)**含義**:既是天符又是歲會,即中運、司天、歲支相合。

(2)**舉例**:如戊午年,戊為陽干火運,午為少陰君火司天,午又居南方火位即中運、司天、歲支三合。《素問・六微旨大論》曰:「天符歲會何如?岐伯曰:太乙天符之會」。《素

問・天元紀大論》曰:「三合為治,此之謂也」。

（3）**說明**:王冰説得很清楚:「是謂三合,一者天會,二者歲會,三者運會也」。即中運 ＋ 天符 ＋ 歲會 ＝ 太乙天符。戊午、乙酉、己丑、己未此四年均為太乙天符之年。

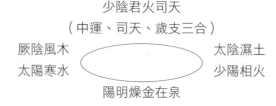

少陰君火司天
（中運、司天、歲支三合）
厥陰風木　　　　　　　　　　太陰濕土
太陽寒水　　　　　　　　　　少陽相火
陽明燥金在泉

**圖三　戊午之年（火運太過）示意圖**

**表三　運氣同化簡表**

| 命名 | 定義 | 舉例說明 |
|---|---|---|
| 天符 | 中運與司天之氣相同 | 土運之歲,上見太陰 |
| 歲會 | 中運與歲支之位相同<br>（運與歲支同） | 土運臨丑位,火運臨午位 |
| 同天符 | 太過中運與在泉之氣同<br>（太運泉同） | 甲辰、甲戌太宮,下加太陰 |
| 同歲會 | 不及中運與在泉之氣同<br>（不運泉同） | 癸巳、癸亥、少徵,下加少陽 |
| 太乙天符 | 運、司、歲支之氣同<br>（天符歲會合） | 戊午年火運、火支,君火司天 |

## 表四　運氣同化紀年表

| 命名 | 定義 | 紀年 | 年度 |
|------|------|------|------|
| 天符 | 中運同司天 | 乙酉、乙卯、丙辰、丙戌、丁巳、丁亥、戊子、戊午、己丑、己未、戊寅、戊申 | 12 |
| 歲會 | 中運同歲支正位 | 甲戌、甲辰、己丑、己未、乙酉、丙子 | 6 |
| 同天符 | 太過中運同在泉 | 庚子、庚午、壬寅、壬申、甲戌、甲辰 | 6 |
| 同歲會 | 不及中運同在泉 | 辛丑、辛未、癸卯、癸酉、癸巳、癸亥 | 6 |
| 太乙天符 | 運同司同歲支位 | 乙酉、己丑、己未、戊午 | 4 |

# 6. 運與氣同化對流行病的影響

　　《素問・六微旨大論》説:「天符為執法、歲會為行令、太乙天符為貴人;中執法者,其病速而危;中行令者,其病徐而持;中貴人者,其病暴而死」。「執法」、「行令」、「貴人」皆指古代行政管理權限,以此比喻運氣同化對人體致病作用的不同病勢和預後。

　　張介賓則這樣解釋:「執法者,位於上,猶執政也;行令者,位乎下,猶諸司也;貴人者,統乎上下,猶君主也」。我們用這種類比法,可以理解「執法」即是邪氣自上而來;「行令」即是邪氣由下而至,「貴人」即是邪氣上下並至。所以,其危害性不同:被「執法」所傷者,邪氣從上而傷害人體,發病快速,病程進展迅急、預後危重;被「行令」所傷,則發病緩慢、進展較緩,常呈正邪相持狀態;而被貴人所侵害,則

發病猝急、可危及生命。

所以，張介賓也這樣說：「中貴人者，天地之氣皆犯矣，故暴而死。按此三者，地以天為主，故中天符者，甚於歲會；而太一天符者，乃三氣合一，其盛可知，故不犯則已，犯則無能解也，人而受之，不能免矣」。


# 二、運氣生剋的命名、類型和意義

上述內容是比較歲運與司天，以及在泉的五行屬性，或與歲支方位關係。

以下主要比較中運（歲運）與司天之氣的五行生剋關係。前者是討論運與氣之「同化」，後者將介紹運與氣之間的順逆，即「生與剋」的關係。古人認為這兩者的關係對氣象或生態會造成影響，進而造成外界致病條件改變，形成不同的致病因素。運與氣的生剋關係包括以下四種類型：


## 1. 順化

（1）**定義**：按五行生剋規律，司天之氣生（化生、補益）歲運（中運）之氣的年度，稱為「順化」之年。

（2）**舉例**：如癸巳、癸亥、甲子、甲午、甲寅、甲申、

乙丑、乙未皆為順化之年。

（3）**解析**：癸巳、癸亥歲運皆為火運（不及），根據「巳亥之歲，上見厥陰」的規律，上述年份均為厥陰風木司天，故而符合司天生歲運的情況，為「順化」之變。

（4）**說明**：甲子、甲午、甲寅、甲申，其歲運皆為土（甲己化土），而子、午為君火，寅、申為相火，根據「子午之歲，上見少陰」和「寅申之歲，上見少陽」的規律，符合火生土「順化」定義。乙庚化金，故乙年為金運。而根據「丑未之歲，上見太陰」的規律，是太陰濕土司天，故符合司天生歲運的定義，為「順化」。（如下圖示）

（5）**確認方法**：a. 以歲運和司天之氣的五行屬性，比對其生剋關係；b. 司天之氣化生歲運者。

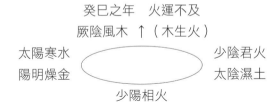

癸巳之年　火運不及
厥陰風木　↑（木生火）
太陽寒水　　　　　少陰君火
陽明燥金　　　　　太陰濕土
少陽相火

**圖四　癸巳之年（火運不及）示意圖**

## 2. 天刑

（1）**定義**：按五行生剋規律，凡司天之氣剋（抑制）歲運

（中運）之氣的關係，稱為「天刑」。

（2）**舉例**：如丁卯、丁酉、戊辰、戊戌、己巳、己亥、庚午、庚子、辛未、辛丑，皆為「天刑」之年。

（3）**說明**：丁卯、丁酉之年，丁壬化木，其歲為木運，而「卯酉之歲，上見陽明」是陽明燥金司天，符合司天剋歲運的關係，故為「天刑」。戊辰、戊戌之年，戊癸化火，歲運為火運。根據「辰戌之歲，上見太陽」的規律，是太陽寒水司天，故而符合司天剋歲運關係，是為「天刑」。己巳、己亥之年，甲己化土，歲運為土運，根據「巳亥之歲，上見厥陰」的規律，是厥陰風木司天，符合「天刑」的定義。

（4）**確認方法**：a. 以歲運和司天之氣的五行屬性，比對其生剋關係；b. 司天之氣剋制歲運之氣者。

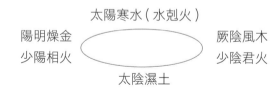

太陽寒水（水剋火）

陽明燥金　　　　　　　　　　厥陰風木
少陽相火　　　　　　　　　　少陰君火

太陰濕土

**圖五　戊辰之年（火運之年）示意圖**

## 3. 小逆

（1）**定義**：按五行生剋規律，歲運（中運）之氣化生司天之氣的關係，稱為「小逆」。

（2）舉例：如壬申、壬寅、壬午、壬子皆為「小逆」之年。

（3）說明：壬申、壬寅之年，丁壬化木，歲運為木運，根據「寅申之歲，上見少陽」的規律，是少陽相火司天，符合歲運生司天關係，是為「小逆」。同樣，「子午之歲，上見少陰」，故壬午、壬子也是木生火的關係，亦屬「小逆」。

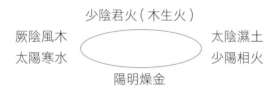

少陰君火（木生火）

厥陰風木　　　　　　　　　　太陰濕土

太陽寒水　　　　　　　　　　少陽相火

陽明燥金

**圖六　壬午之年（木運之年）示意圖**

## 4. 不和

（1）**定義**：按五行生剋規律，歲運（中運）之氣剋司天之氣的關係，稱為「不和」。

（2）**舉例**：如丙申、丙寅、癸酉、癸卯、乙亥、乙巳之年等。

（3）**說明**：如丙申之年，丙辛化水，歲屬水運；根據「寅申之歲，上見少陽」，故司天之氣為少陽相火，其關係是歲運（水）剋司天（火），故為「不和」；戊癸化火，歲屬火運，根據「卯酉之歲，上見陽明」，是火剋金；乙庚化金，歲屬金運，根據「乙亥之歲，上見厥陰」，是金運剋伐厥陰司天之風木，故

皆為「不和」。

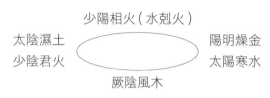

少陽相火（水剋火）

太陰濕土                            陽明燥金

少陰君火                            太陽寒水

厥陰風木

**圖七 丙申之年（水運之年）示意圖**

**表五 運氣之間生剋紀年表**

| 命名 | 定義 | 紀年 | 年度 |
|------|------|------|------|
| 順化 | 司生運 | 乙丑、乙未、丙辰、丙戌、丁巳、丁亥、甲子、甲午、己丑、己未、戊寅、戊申 | 12 |
| 天刑 | 司剋運 | 丁卯、丁酉、戊辰、戊戌、己亥、己巳、庚午、庚子、辛未、辛丑、庚寅、庚申 | 12 |
| 小逆 | 運生司 | 庚辰、庚戌、壬寅、壬申、辛巳、辛亥、壬子、壬午、癸丑、癸未 | 10 |
| 不和 | 運剋司 | 丙寅、丙申、丙子、丙午、癸卯、癸酉、甲戌、甲辰、乙亥、乙巳、丁丑、丁未 | 12 |

**表六 運氣生剋說明表**

| 命名 | 定義 | 說明 |
|------|------|------|
| 順化 | 司天之氣生中運之氣（司生運） | 如卯酉陽明司天，丙辛化水為金生水 |
| 天刑 | 司天之氣剋中運之氣（司剋運） | 如戊癸化火，辰戌太陽司天水剋火 |
| 小逆 | 中運之氣生司天之氣（運生司） | 如甲己化土，卯酉陽明司天土生金 |
| 不和 | 中運之氣剋司天之氣（運剋司） | 如丁壬化木，丑未太陰司天木剋土 |

## 5. 運氣生剋關係對流行病的影響

（1）順化：相得之歲，生態環境正常，無災變；

（2）小逆：病變輕微；

（3）天刑：不相得之歲，有災變生態環境；

（4）不和：不相得之歲，其病甚。

## 表七　判斷運氣同化與生剋關係的資料便覽

| 五行 | 木 | 火 | 土 | 金 | 水 |
|---|---|---|---|---|---|
| 五方 | 東 | 南 | 中 | 西 | 北 |
| 天干五方 | 甲乙 | 丙丁 | 戊己 | 庚辛 | 壬癸 |
| 地支五方 | 寅卯 | 巳午 | 辰戌　丑未 | 申酉 | 亥子 |
| 五運天干 | 丁壬 | 戊癸 | 甲己 | 乙庚 | 丙辛 |
| 六氣地支 | 巳亥 | 子午　寅申 | 丑未 | 卯酉 | 辰戌 |
| 中運 | 木運 | 火運 | 土運 | 金運 | 水運 |
| 六氣 | 風木 | 君火相火 | 濕土 | 燥金 | 寒水 |
| 歲支方位 | 寅卯辰 | 巳午未 | — | 申酉戌 | 亥子丑 |
| 五方正位 | 木運—卯 | 火運—午 | 土運—四季 | 金運—酉 | 水運—子 |
| 司天在泉 | 寅申上少陽下厥陰　子午上少陰下陽明<br>丑未上太陰下太陽　卯酉上陽明下少陰<br>辰戌上太陽下太陰　巳亥上厥陰下少陽 | | | | |

第七章

運氣學說的臨床辨證學

筆者認為，要想正確運用運氣學說理論指導臨床診療，必須正確認識其理論形成的原理。完整和徹底地掌握運氣思維邏輯，是運氣學說臨床辨證學的基礎。

　　這一原則性的要求，強調了時空環境是產生病因、造成不同病理類型的辨證學思想。

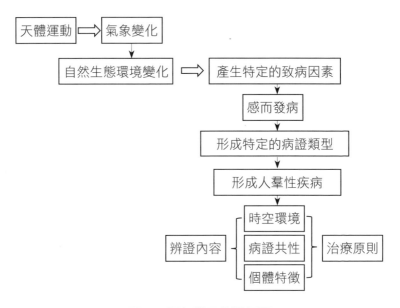

**圖一　運氣學思維邏輯圖**

# 一、運氣病證辨證程序

　　我們所說的運氣病證實際上就是指：(1) 流行性疾病；

（2）傳染性疾病；（3）季節性多發病。總之，為天文氣象及生態環境因素所導致的羣聚性和多人羣的疾病，或在一定時段內的多發性病證。即是運氣七篇所謂的「民病」。

《素問·至真要大論》提到因時空環境變化而引發病證的最高辨證原則，首要是：「審察病機、無失氣宜」，告誡我們在判斷個體性病理反應狀態時，也絕不可忽視對運與氣運行時令的確認。

發生疾病時，強調指出治療原則是：「必先歲氣，無伐天和」，告誡我們在掌握氣運變化，明確判斷何氣和何運主令基礎上，不可盲目使用違背氣運主令的治療方法。

那麼，如何才能做到「無失氣宜」和「必先歲氣」呢？《素問·六元正紀大論》曾對此作了程序上的簡約論述：

> 先立其年以明其氣，金木水火土運行之數，寒暑燥濕風火臨御之化，則天道可見，民氣可調，陰陽卷舒，近而無惑，數之可數。

「天道可見」指掌握好自然界氣運變化的規律；「民氣可調」指普通人羣可以適時做好防治護；「陰陽卷舒」形容清楚掌握人體與自然界變化之間陰陽相應的因果關係。

這段話告訴我們，對於羣體性多發病，應先確定五運與六氣流行的時間週期，注意分析對自然生態的變化，以便掌

握運氣的運行值令和特徵（天道可見）；再對照時空環境做好群體性防護（民氣可調），這樣才能做到不迷惑，亦可據此方法預知之後或遠期可能發生的病證。

這種思維方式與《素問・八正神明論》所云「法天則地，合以天光」的辨證原則，以及「凡刺之法，必候日月星辰、四時八正之氣，氣定乃刺之」的論述，其理論思維完全一致。

張介賓說：「天地之氣，每歲各有所司，因司氣以備藥物，則主病者無遺矣」。張氏從預防方面強調不可違逆天道，切要之處是適宜於氣運之政令的防護措施，即「司歲備物」。（詳見第九章）

《內經》有謂「審察病機」，是甚麼意思？

病機即疾病之機要。用現代語言表述，就是產生病理變化的關鍵因素，指外因（氣運與環境）作用於內因（臟腑經脈）而導致的病理特徵。就如《素問・至真要大論》所指出的病機十九條，包括五臟病機和六氣病機。它反覆囑告：「謹守病機，各司其屬，有者求之，無者求之，盛者責之，虛者責之，必先五勝，疏其血氣，令其調達，而致和平」。抓住病機就可直中病變機要，為辨證提供可靠的證據和資訊。

這一方法突出了結合時空環境同一性和個體差異性而確立的「病因病機學」辨證基礎，充分體現了「勿失氣宜」（適應於天時）和「審察病機」（不失個體差異性的診查）的雙重效應。具體實施程序如下：

## 1. 確立天干，以明五運

（1）確定五運之氣的中運（歲運）；

（2）分辨五運三紀和民病證候規律與特徵；

（3）分析主運、客運的五步時段運行特徵。

## 2. 確立地支，以明六氣

（1）司天、在泉與左、右間氣；

（2）三陰三陽的主氣、客氣各季時段氣運特徵；

（3）分析客主加臨關係及其臨床意義：

　　a. 運氣五種同化關係；

　　b. 運氣四種生剋關係。

若從氣運流行週期分析，平氣之紀一般來說病患輕淺；不及之紀一般而言起病緩慢，或呈隱匿性，且病程進展緩慢。相互染易及傳播多呈散發性，證候相對較輕。若相互染易傳播迅速，或不問長幼，沿門闔境即被染病者，當屬病邪劇烈引發急重之病。臨床觀察到逢太過之紀及災變氣象時，如淫、勝、鬱、復等，則患者發病急劇且較嚴重，預後亦較險惡，甚至會導致死亡。

《素問‧五運行大論》曾總結氣運勝衰對發病的影響：「氣有餘，則制己所勝而侮所不勝；其不及，則己所不勝，侮而乘

之，己所勝，輕而侮之；侮反受邪，侮尚受邪，寡於畏也」。
說明發病情況與運氣值令狀態(太過、不及等)有密切關係。

《素問・氣交變大論》曾提到五運太過、不及之時令的發病，也曾顯示了這個特點。

另外，《素問・六微旨大論》在分析運氣同化和氣運生剋關係時也談到，這些關係對發病緩急和輕重也有一定影響，如「天符為執法，歲位為行令，太一天符為貴人。帝曰：邪之中也奈何。岐伯曰：中執法者，其病速而危；中行令者，其病徐而持；中貴人者，其病暴而死」等。

在六氣的客主加臨關係中，有「相得」與「不相得」之別。若主客之氣相生、或客氣勝主氣、或主客同氣，都屬於「相得」，一般不成為致病因素而不發病，既病也較輕微；反之，主氣勝客氣為「逆」，逆則成為致病因素，可導致發病。

如《素問・五運行大論》所說：「氣相得則和，不相得則病」；又說：「氣相得則微，不相得則甚」。

以上所述，是因運氣值令所導致疾病帶有「共性的」病機和證候特徵表現，而以下則是需要關注個體差異的幾個方面。

## 3. 觀察當時有無淫、勝、鬱、復等災變性氣象變化

以上數項都是對自然時空環境研究的基本內容，也是運氣學說診斷治療的基礎。模糊或淡化、甚至放棄這些內容，

就等如遺棄了運氣學說。換言之，這些是擬定運氣病證的診斷與治療所必須具備的知識。

《素問・六元正紀大論》談到，某氣運行於其當令之時，自然界會呈現該運行之氣的特徵，可概括為：「厥陰所至為和平（和煦溫和），少陰所至為暄（溫熱），太陰所至為埃溽（濕潤），少陽所至為炎暑（炎熱），陽明所至為清勁（清涼勁急），太陽所至為寒霧（嚴寒），時化之常也」。掌握這些特徵就會察覺到氣運至與未至，再對照證候時則不難發現兩者之間的相應關係。

對於自然時空環境的觀察判斷，當然也應該包括物候學的內容。其中對動物冬眠入出、昆蟲生長與存亡及盛衰狀態、植物萌芽時間和長勢，以至江河冰凍及化解時刻等，都是分析研究氣運運行的客觀依據。如《素問・六元正紀大論》就提到六氣所至的自然景觀的整體氣象（即政令體現）：「厥陰所至為生化，少陰所至為榮化，太陰所至為濡化，少陽所至為茂化，陽明所至為堅化，太陽所至為藏化，布政之常也」。這裏所說的生、榮、濡、茂、堅、藏，正是反映春暖生發，夏時萬物向榮，長夏潮濕潤物，秋時萬物堅斂，冬令萬物閉藏之象，我們也能從客觀世界感受到六氣的來臨。

對於動物與氣運變化週期的密切關係，《內經》也作了描述：「厥陰所至為毛化（毛皮類動物），少陰所至為羽化[1]，太陰

---

1　王冰說：「有羽翼飛行之類也」，指飛禽之類。

所至為倮化（蠕蟲軟體類動物），少陽所至為羽化[2]，陽明所至為介化（介甲類動物），太陽所至為鱗化（鱗甲指魚類），德化之常也」。這是從不同種屬動物的化育和活動情況，鑒別六氣所至而形成的不同物種化育之區別。

此外，觀察植物生長化育情況時，《內經》認為可以五穀為代表性植物，即麻、稷、豆、麥、稻等，其生化狀態也可分辨氣運所至或未至的情況。

# 二、「民病」個體化證候的分析

對於羣聚性患者而言，我們不僅要掌握運氣值令所導致的羣聚性、共同性（即「不論老幼，症狀相似」的證候特徵），還要注意尋求因性別、年齡、　賦、慢病史、遺傳病等原因而出現的個體特異性證候表現。我們可從以下幾個方面加以注意，以確定個體特徵在羣體共性中的「個別」表現。

## 1. 發病

《內經》認為，多種外環境致病性因素都是「乘虛而入」

---

2　王冰說：「薄明羽翼蜂蟬之類，非翎羽之羽也」，即有翅之昆蟲。

的。我們從患者發病的緩急、輕重、途徑，甚至傳變情況等，可以發現正氣的虛實盛衰，甚至某臟某經功能的強弱，都會對不同個體病變有着重要的影響。

首先，遇到非時之氣能否感傷病邪，與患者的正氣虛實狀態密切相關，特別是當時的體質狀態較差，如年邁、體衰、疲勞、營養不良等人，又不注意防護，最易導致「感邪」而發病。

如《靈樞‧百病始生第六十六》所説：「卒然逢疾風暴雨而不病者，蓋無虛，故邪不能獨傷人。此必因虛邪之風，與其身形，兩虛相得，乃客其形」；又説：「因於天時，與其身形，參以虛實，大病乃成」。可見個體因素對「感邪」與否十分重要，故做好人體內環境的良好狀態和外部環境的嚴密防護非常必要。

其實，在整個病程中，醫者也必須時刻關注患者的正氣盛衰和存亡狀態。


## 2. 病程變化

病程是疾病進展和變化的態勢，是病情轉化的進程。通常多數疾病在一天的時間週期內，病情也會呈現一定的節律性變化。如患者常有「旦慧，晝安，夕加，夜甚」的普遍性的病情起伏現象，這是因為隨着人體內、外環境的陽氣盛衰而

呈現出來的表現。如果病患者呈現的是「旦加，晝甚，夕安，夜慧」，是否意味着（個體）有陰虛或其他因素存在的病理狀態呢？

若發病即在臟腑或經脈的患者，在其病變臟腑功能正值「所勝」之時，疾病大多會有相應表現。即本臟之氣正值生發或旺盛的時段，疾病可能「延遲發病」或正邪相持。而在其「所不勝」之時，即本臟之氣受到抑制或被剋伐傷害時，疾病可能「急促發病」或正衰邪盛，疾病會快速轉變，病情會逐漸加重，甚至死亡。

而一般病變只表現為隨時序遞進而呈現的疾病常規性節律。《素問・臟氣法時論》曾說：「病在肝，愈於夏，夏不愈，甚於秋，秋不死，持於冬，起於春，禁當風。肝病者，愈在丙丁，丙丁不愈，加於庚辛，庚辛不死，持於壬癸，起於甲乙。肝病者，平旦慧，下晡甚，夜半靜」。其他臟腑如心、脾、肺、腎之病的四時、晝夜、時刻的證候間甚，起伏變化也遵循上述規律。

「持」是相持、穩定的意思；「起」是緩解、好轉的意思；「死」有危重、甚至死亡之意思；「甚」即指證候的加重變化。

《素問・臟氣法時論》總結說：「夫邪氣之客於身也，以勝相加，至其所生而愈，至其所不勝而甚，至於其所生而持，自得其位而起。必先定五臟之脈，乃可言間甚之時，死生之期也」。

## 3. 危重證候

對於病證的輕淺或危重，判斷的要點在於認真細心、無失地關注患者的神、色、形、氣、脈等方面。如面色潤澤光華，目光有神、明亮靈活則病輕淺；而面色晦暗、枯槁，目眶深陷、目光呆滯、戴眼等則病重。如《傷寒卒病論》所說「目中不了了」、「目上直視」等則病屬危重。這是從四診方面判斷神氣存亡，包括精神意識狀態：「有神氣則生，無神氣則死」[3]。另外，從脈診方面，脈「有胃氣則生，無胃氣則死」，脈柔和有力、節律不急不徐、脈位不浮不沉、力度不亢不卑則屬常脈（平人之脈），反之則為病脈；呼吸均勻或如常則病輕，而呼吸急促或氣息若有若無、氣若游絲則病危。這是主要從望、聞、問、切等方面診查，反映了患者神智（腦）、心（循環）、肺（呼吸）等臟器功能的盛衰和存亡狀態。

當然，判斷個體病證一定要分清因運氣災變所發生的情況。如太過之紀和鬱極而發的「復氣」為患，發病急促，症情嚴重，預後也較險惡。

《素問‧至真要大論》就提出，「六氣之復」的病證多數都「直中五臟」，造成極為嚴重的損害。如「厥陰之復」，出現「厥心痛……飲食不入，入而復出」等證候，若「沖陽絕」則「死

---

3　生，代表預後良好；死，代表預後險惡。下同。

不治」。少陰之復，症見「暴瘖心痛，鬱冒不知人」等，若「天府絕，死不治」，預後瀕危。此外，少陽之復、太陰之復、太陽之復、陽明之復等，都表現了危急重症的病狀。

《素問・六元正紀大論》曾提出，六氣之中的「左右間氣」值令與脈象的關係：「從其氣則和，違其氣則病，不當其位者病，迭移其位者病，失守其位者危，尺寸反者死，陰陽交者死」。這一說法提出了以脈象與一、二、四、五之氣之時段，兩者之間的相應關係，以此作為判斷病證輕淺危重的方法。與此說法相類似，後世還產生了南政、北政的相關理論。不過，《素問・五運行大論》有不同的看法：「天地之氣，何以候之？岐伯曰：天地之氣，勝復之作，不形於診也。《脈法》曰：天地之變，無以脈診，此之謂也」。諸家解釋不一，姑且錄之存疑。這些內容都提醒我們，判斷個體情況時刻也不能忽視運氣學思維。

## 4. 病位

病變發生在肌膚者，病輕淺；在經絡者，病較淺；在臟腑者，病深；在骨髓者，病益深。病變在單一臟腑者，相對較輕；在多臟腑者，為重。新感而發者，病淺；病屬伏邪或鬱久而發者，病深難癒，預後險惡。

病變與時空環境相關者，特別是時值屬淫、勝、鬱、復

特殊災變氣候下發病者，病多深達五臟，多見難治之症。

## 5. 病理類型

　　五運與六氣或亢烈、或衰減，雖然人體感邪病因相同，會形成大多人羣相類似症候，但是也會因為個體差異，而表現為「大同小異」或「同中有異」。這是因為個體的臟腑或經脈之氣盛衰不同，而產生了不同的病變反應。

　　一般而言，太過或淫勝之氣或鬱復之氣為患，實證者多於虛證；而感傷不及或平氣之邪，虛證者一般多於實證。

　　不同類型氣運變化所導致的病理特徵亦是有規可尋的。《素問・至真要大論》認為，六氣為病各有特徵，以司天之氣而言，「厥陰司天，其化以風；少陰司天，其化以熱；太陰司天，其化以濕；少陽司天，其化以火；陽明司天，其化以燥；太陽司天，其化以寒。以所臨臟位，命其病者也」。「所臨臟位」指被侵害的臟腑；「臨」有侵入、加害之意。

　　這裏指出，不同病因侵害不同的臟腑，產生不同的病理改變，因而形成了不同的證候表現。

　　五運之氣所導致的病證，一般而言也有規律。《素問・至真要大論》用極其簡單的語句表達了疾病的規律性特徵：「帝曰：歲主臟害何謂？岐伯曰：以所不勝命之，則其要也」。

　　臟腑內屬五臟，而外合五運，受其所勝（剋制我之氣）制

約而為害，是其病變的普遍規律。值得說明的是，在《素問‧氣交變大論》中提到五運不及之紀，常規上是所勝之氣來侵（如「歲土不及，風乃大行，化氣不令；歲水不及，濕乃大行，長氣反用」等病候）。除臟腑受病之外，《素問‧氣交變大論》還提出了邪氣侵害常見的肢體部位：「歲木不及……胠脅痛，少腹痛」；又說：「其病內舍胠脅……外在關節……歲火不及……脅支滿、兩脅痛、膺背肩胛間及兩臂內痛」；又說：「歲土不及……筋骨繇並（「並」誤作復），肌肉瞤酸……其病內舍膺脅，外在經絡」；又說：「歲金不及……肩背瞀重……其病內舍心腹，外在肌肉四肢」；又說：「歲水不及……腰股痛發，膕腨股膝不便……其病內舍膺脅肩背，外在皮毛」；又說：「其病內舍腰脊骨髓，外在谿穀踹膝」等，也不容忽視。這些外症是為「或然症」，之所以會有內、外不同的症狀表現，應該與個體正氣盛衰有關。

《內經》七篇大論對五運三紀、三陰三陽、司天在泉及左右間氣的病理特徵也有詳細說明。（詳見後文）

## 6. 疾病傳變及預後

關於病變的演進與傳遞，在《素問‧標本病傳論》中是利用五行生剋關係作為標準模式，以分析和判斷患者的預後良好或險惡。如疾病病程按五行相生順序傳變，一般是好轉趨

勢，預後良好；相反，如疾病呈現出五行相剋傳變模式，則預後不良，甚至險惡。即使是運氣病患者，其傳變順逆也會因個體差異而表現不同。決定其傳變不同的原因，主要在於臟腑之氣的盛衰和治療的正誤。

《素問‧標本病傳論》說：「夫病傳者，心病先心痛，一日而咳，三日脅支痛，五日閉塞不通，身痛體重；三日不已，死。冬夜半，夏日中」，說明心病的病候傳變呈現出心剋肺、肺剋肝、肝剋脾的相剋模式。夜半是水氣旺盛之時，心火受制，更加重了心氣衰竭，故危及生命，甚至死亡。「夏日中」，雖為本臟氣盛之季、之時，但患者臟氣已衰，十二官相失，心神已無所依附，故心氣也難以挽救。

又說：「肺病喘咳，三日而脅支滿痛，一日身重體痛，五日而脹，十日不已，死。冬日入，夏日出」，說明肺病的病候傳變呈現出肺剋肝、肝剋脾、脾剋腎的相剋模式。

又說：「肝病頭目眩，脅支滿，三日體重身痛，五日而脹（肝病傳於脾，再傳於胃腑），三日腰脊少腹痛、脛酸（由胃傳腎，又三日），三日不已，死。冬日入，夏早食」。

臟病如上傳變，而腑病也不例外，如：「胃病脹滿，五日少腹腰脊痛，胻酸，三日背䏶筋痛，小便閉；五日身體重；六日不已，死。冬夜半後（子時後），夏日昳（午後）」。胃腑病傳變，呈現胃剋膀胱、腎、脾（死）。

《素問‧標本病傳論》總結道：「諸病以次相傳，如是者，

皆有死期，不可刺。間一臟止，及至三四臟者，乃可刺也」。

總之，在民病證候中發現的個體差異性表現，在運氣病患者中不可忽視。

筆者認為，在臨床中運用運氣學理論思維進行辨證時，可選擇下列疾病作為納入運氣病患者診斷的參考標準：

（1）傳染病在某一時期內、同一區域、多人羣發病；

（2）在一定時段內發病雖呈散發性、非傳染性，但疾病有同一性、相似性證候特徵；

（3）季節性多發病；

（4）流行性疾病，即在一定時序內（包括慢性病），呈現多發性或集羣性相似病候的特徵；

（5）慢性疾病的急性發作或症狀變化，呈現一定時間性規律或較明顯的時間性特徵（包括時刻、晝夜、節氣、四時等）；

（6）非上述疾病，以辨證論治常規治療無效者，可考慮其病與氣運週期關係或對照「臟氣法時」理論進行分析探索。

第八章

運氣病證
的治療原則

# 一、基本原則

運氣病證的基本治療原則是「必先歲氣，勿伐天和」，也就是首先要掌握病證產生的時令，即五運和六氣運行的時段和氣象特徵，選擇不違背時令特徵的藥物或方法進行治療。但是，《內經》並沒有列明後世所希望見到的成方方劑或針灸組方，而是以藥物的四氣五味及寒熱溫涼性質作原則性的論述。這樣或者更便於藥物的選擇，以便適應複雜的氣象變化。仔細分析藥物性味與治療方法的取捨和宜忌，我們同樣可發現藥物和治法的應用規律。

具體而言，治療上首先要分辨「民病」，即羣體性病證的「共性」證候類型。一般而言，這類證候與病證所值時令的氣象特點密切相關，並且與「沿門闔境，無分老少」的病者證候基本類同。

此外，亦不可忽視病證的「個性」證候特徵。如《素問·至真要大論》所説：「審察病機，無失氣宜」；又説：「謹候氣宜，無失病機」，都是告誡醫者在同一環境因素致病條件下，絕不可忽視患者因年齡、稟賦、既往病史等原因而產生的不同病機及證候的「個體特徵」。張介賓也清楚解釋説：「本於天地者，是為氣宜。應於人身者，是為病機」。

值得注意的是，《素問·至真要大論》還提出了一個與藥物治療相關的論點：「司歲備物」。這是有關保存藥物質量、

提高預防和治療效能的問題，原文說：「帝曰：其主病何如？岐伯曰：司歲備物，則無遺主矣」。張介賓這樣解釋：「天地之氣，每歲各有所司，因司氣以備藥物，則主病者無遺矣。如厥陰司歲則備酸物，少陰少陽司歲則備苦物，太陰司歲則備甘物，陽明司歲則備辛物……」，這是古代醫藥人士採藥、儲藥、用藥的方法和標準之一。這是運氣學說中深層次藥物學的理念，卻已被我們忽視了。

對於因運氣值令不同而出現的不同病候的治療原則，分述如下。


## 二、五運三紀病證的基本治則

五運和六氣所致疾病的治療，在《素問》七篇大論之中有詳細論述。以下摘要列表以說明。


### 1. 五運太過病證基本治則

**表一　五運太過病證基本治則表**

| 歲年天干 | 氣候特徵 | 病證要點 | 病位病機 | 基本治則 |
| --- | --- | --- | --- | --- |
| 甲一土運太過 | 雨濕流行 | 濕病乃生 | 腎水受邪<br>腎氣被抑 | 健脾燥濕<br>溫陽補腎 |

（續表一）

| 歲年天干 | 氣候特徵 | 病證要點 | 病位病機 | 基本治則 |
|---|---|---|---|---|
| 丙—水運太過 | 寒氣大行 | 寒病乃生 | 心火受邪<br>心陽被損 | 逐寒補心<br>扶陽抑陰 |
| 戊—火運太過 | 炎暑流行 | 熱病乃生 | 肺金受邪<br>肺津耗損 | 泄火養肺<br>育陰生津 |
| 庚—金運太過 | 燥氣流行 | 燥病乃生 | 肝木受邪<br>肝陰受損 | 清肺潤燥<br>養陰補肝 |
| 壬—木運太過 | 風乃大行 | 風病乃生 | 脾土受邪 | 抑肝扶脾 |

## 2. 五運不及病證基本治則

### 表二　五運不及病證的基本治則表

| 歲年天干 | 氣候特徵 | 病證要點 | 病機病位 | 基本治則 |
|---|---|---|---|---|
| 己—土運不及 | 木氣乃行 | 風病乃生 | 脾土被抑<br>肝木反張 | 培土抑木 |
| 丁—木運不及 | 燥金乃行 | 燥病乃生 | 肺金受邪<br>肝陰被損 | 疏肝潤燥 |
| 癸—火運不及 | 寒水乃行 | 寒病乃生 | 心火受邪<br>心陽耗損 | 逐寒溫陽<br>益心 |
| 乙—金運不及 | 心火乃行 | 熱病乃生 | 肺金受邪<br>肺陰受損 | 泄火潤肺 |
| 辛—水運不及 | 濕氣大行 | 濕病乃生 | 腎水受邪 | 健脾補腎<br>溫陽 |

　　因五運太過或不及所產生的生態環境變化及其病候特徵所制定的治療原則，可以歸納其治療規律如下表：

### 表三　五運太過不及、生態環境、病候特徵及治療原則表

| 五運變化 | 生態環境變化特點 | 病候特徵 | 相應治療 |
|---|---|---|---|
| 太過 | 本氣流行 | 本氣亢盛之證<br>及傷其所勝病證 | 抑本氣<br>扶所不勝 |
| 不及 | 所勝之氣流行 | 所勝之氣亢盛<br>及傷及本氣病證 | 抑亢氣<br>扶本氣 |

## 3. 平氣之政病證基本治則

平氣之年，氣候平和，較少大流行病發生，即使發病亦較輕微，治療亦較容易康復。關於平氣的概念，其一，運太過而被抑，運不及而得助，均可轉為平氣。如戊辰年，火運太過，而寒水司天，或癸巳年，火不及，但巳位居南，得火位之助，亦為平氣。而中運不及得司天之氣助，或得其位受五行屬性之助均化平氣。

另有所謂「干德符」，指初運交刻的年、月、日，時與中運相合。如丁亥年，其初交刻之月、日、時正好是壬年（木運）則丁與壬相合（屬木），轉為平氣。這一情況較少見，在此不展開敍述。

王冰解釋平氣時說：「故生而勿殺，長而勿罰，化而勿制，收而勿害，藏而勿抑，是謂平氣」。

總之，五化之氣不以勝剋為用，即為平和氣也。

《素問‧至真要大論》中說：「平氣何如？岐伯曰：謹察陰陽所在而調之，以平為期，正者正治，反者反治」。說明平氣治療主要針對病機，毋需過度注重天時。

## 表四　五運平氣之紀證候及基本治則表

| 歲年干支 | 氣候特徵 | 病因及證候 | 基本治則 |
|---|---|---|---|
| 丁壬之年 | 陽舒陰布，五化宣平，其政發散 | 其候溫和，其令風，其病里急支滿 | 行氣疏肝 |
| 戊癸之年 | 正陽而治，德施周普，五化均衡，其政明曜 | 其候炎暑，其令熱，其病瞤瘈 | 清熱涼心 |
| 甲已之年 | 氣協天休，德流四政，五化齊修，其政安靜 | 其候溽蒸，其令濕，其病否 | 祛濕健脾 |
| 乙庚之年 | 收而不爭，殺而無犯，五化宣明，其政勁肅 | 其候清切，其令燥，其病咳 | 潤燥養肺 |
| 丙辛之年 | 藏而勿害，治而善下，五化咸整，其政流演 | 其候凝肅，其令寒，其病厥 | 溫陽育腎 |

# 三、六氣政令病證的基本治法

## 1. 六氣司天之政的常規治法

（1）太陽司天，故歲宜苦以燥之、溫之

注釋：太陽寒水司天則太陰濕土在泉，如辰戌之歲。食火味之苦，以燥之，治其濕；又以苦以溫之，治其寒。

（2）陽明司天，故歲宜以鹹、以苦、以辛，汗之、清之、散之

注釋：陽明燥金司天則少陰君火在泉，如卯酉之歲。上燥下火，故以水味之鹹以潤之，以苦清火，以辛袪邪，汗、清、散，去其外邪，安其氣運。

（3）少陽司天，故歲宜鹹辛，宜酸，泄之、滲之、漬之、發之，觀氣寒溫以調其過

注釋：少陽司天則厥陰風木在泉，如寅申之歲。鹹以泄火，辛以平木，相火過亢則酸以斂陰，泄之，滲之治其內；漬之、發之治其外。

（4）太陰司天，故歲宜以苦，燥之、溫之，甚者發之、泄之

注釋：太陰濕土司天則大陽寒水在泉，如丑未之歲。苦以燥濕，火味之苦以溫寒。寒甚則當溫之以散寒，濕甚則滲泄以利濕。

（5）少陰司天，歲宜鹹以軟之，而調其上，甚則以苦發之，以酸收之，而安其下，甚者以苦泄之

注釋：少陰君火司天則陽明燥金在泉，如子午之歲。鹹之降之潤之治其君火，火亢則以苦發散；金氣在下，其氣主收故酸收之，燥氣過甚則以苦寒以泄。

（6）厥陰司天，歲宜以辛調上，以鹹調下，畏火之氣，無妄犯之

注釋：厥陰風木司天則少陽在泉，如巳亥之歲。木在上以金味平之，火在下以水味鹹潤。不可任意泄火。

## 2. 六氣六步之分節治療

《素問‧六元正紀大論》列舉了六氣依時在厥陰、少陰、太陰、少陽、陽明、太陽的六節循次傳遞，並描述了六氣分節（六步）的氣象、生態、易發病候等內容。對某些季節性特點的症狀，治療方面仍較為關注和側重於司天、在泉病變。

應引起注意的是，確定治療原則時還要分辨兩種關係：一是歲運與司天的關係（如同化或相得與否）；二是主氣與客氣的關係（如從或逆等），以便準確掌握病變性質、態勢和預後。

在治療原則方面，原文說：「時必順之，犯者治以勝也」。王冰解釋說：「春宜涼，夏宜寒，秋宜溫，冬宜熱、此時之宜，不可不順」。這是概括的四時用藥規律。

張志聰對順時用藥有較詳細的說明，他說：「一歲之中，有應時而起之六位，各主六十日零八十七刻半，各有寒熱溫涼之四氣，皆宜遠而無犯之。如初之氣，天氣尚寒，是宜用熱，時值少陽相火司令，又當遠此一位而無犯也。如二之氣，天氣已溫，是宜用涼，時值太陽寒水司令，又當遠此一位而用涼也。每歲之六氣皆然，從則和，逆則病，不可不敬畏而遠之」。

對非時而至之氣（常可見於客氣），則應該針對其氣，選擇合適治則，原文說：「天氣反時，則可依時」。但要注意「勝其主，則可犯，以平為期，而不可過，是謂邪氣反勝者」，告

誠我們治療時要掌握好尺度。

《黃帝素問遺篇》中，在《刺法論》、《本病論》兩篇也有載列關於疫癘的理論及針刺治療等內容。現代有醫家加以引用，但從文獻研究角度分析而言，《黃帝素問遺篇》並非為《素問》真本原文。宋·林億等認為，《刺法論》、《本病論》二篇亡在王冰注之前。按《病能論》篇末的王冰注：「世本既闕第七二篇，謂此二篇也。而今世有《素問亡篇》及《昭明隱旨論》。以為此二篇，託名王冰為注。辭理鄙陋，無足取者」。

筆者在學習上述兩篇時，感到上述文本或可作為參考。在談到六氣六步循行出現異常，令某節之氣被鬱，則可選用針刺法治療，使筆者很受啟發，故而選擇其中一部分內容作為介紹。有興趣者不妨閱讀原文，參考以學習和研究運氣學說，或可補充遺漏。

《刺法論》在論述六步循行傳遞中指出，客氣循行在特定條件下會出現「降而不入，發為諸鬱」的變異，產生六步循行的「鬱滯不降」。這種情況多發生在太過的年份，是由於歲運太過阻遏了客氣循行，造成下一步之氣的抑鬱而成為鬱氣。或者這種鬱氣的形成，發生在兩個年度交接之間，如子午年到丑未年，厥陰風木在子午年少陰君火（司天之氣）的右間（二之氣）向下降臨到丑未年在泉之氣的左間（初之氣）。如果在泉之陽明燥金太過，就會造成下一年度初之氣（厥陰風木）的受抑而成為鬱氣。參見下表。（餘皆仿此）

## 表五　降而不入發為六節諸鬱病機及治療簡表

| 六節 | 鬱氣成因 | 治療 |
|---|---|---|
| 木鬱 | 陽明燥金在泉太過，<br>厥陰風木受抑而鬱 | 刺手太陰井少商<br>刺手陽明合曲池 |
| 火鬱 | 太陽寒水在泉太過，<br>少陰少陽受抑而鬱 | 刺足少陰井湧泉<br>刺足太陽合委中 |
| 土鬱 | 厥陰風木在泉太過，<br>太陰濕土受抑而鬱 | 刺足厥陰井大敦<br>刺足少陽合陽陵泉 |
| 金鬱 | 少陰少陽在泉太過，<br>陽明燥金受抑而鬱 | 刺手厥陰井中衝<br>刺手少陽合天井 |
| 水鬱 | 太陰濕土在泉太過，<br>太陽寒水受抑而鬱 | 刺足太陰井隱白<br>刺足陽明合足三里 |

（筆者按：上述刺法是表裏兩經井穴與合穴的配合應用。井穴瀉其太過之氣，
　　　　合穴加強井穴之力，又可補其受抑之臟腑。如厥陰風木受抑而鬱，
　　　　刺少商抑其陽明燥金在泉太過之氣，配大腸合穴，助其瀉肺之功，
　　　　共同構成瀉金扶木之效能。）


# 四、標本中氣理論與治療

標本中氣理論是運氣學說的重要理論之一，在治療學中
亦有一定意義。

「本」代表事物的本質、核心。在六氣之中，風、熱、火、
濕、燥、寒是為「本」（反映治療時，注重時令之邪本身）；其
在運氣學中的「代稱」或「符號」的標誌、標象則稱為「標」，
即少陽、陽明、太陽、厥陰、少陰、太陰。其「中氣」是中見
之氣，與標有表裏關係，是介乎標、本之間的聯繫之氣。

《素問‧至真要大論》説：「知標與本，用之不殆……不知是者，不足以言診，足以亂經……夫標本之道要而博，小而大，可以言一而知百病之害」，説明這一理論在臨證中有重要價值。

《素問‧六微旨大論》從辨證治療學角度，更密切地聯繫天之六氣與人體臟腑經脈的關係。它的相應配合規律是：「少陽以火為本，以少陽為標，以厥陰為中見之氣；陽明以燥為本，以陽明為標，以太陰為中見之氣；太陽以寒為本，以太陽為標，以少陰為中見之氣；太陰以濕為本，以太陰為標，以陽明為中見之氣。故曰：少陽之上，火氣治之，中見厥陰；陽明之上，燥氣治之，中見太陰；太陽之上，寒氣治之，中見少陰；厥陰之上，風氣治之，中見少陽；少陰之上，熱氣治之，中見太陰；太陰之上，濕氣治之，中見陽明」。

張介賓在《類經圖翼‧經絡》則引入人體臟腑經絡的知識，認為臟腑為本，居裏；十二經為標，居表；表裏相絡者則為中氣居中。如少陽與厥陰相表裏，足少陽膽經其絡在肝，而足厥陰肝經其絡在膽，這就稱為「相絡」，這也是確定為中氣的依據。

張介賓説：「臟腑經絡之標本，臟腑為本，居裏。十二經為標，居表。表裏相絡者，為中氣居中。所謂相絡者，乃表裏互相維絡，如足太陽膀胱經絡於腎，足少陰腎經亦絡於膀胱也。餘仿此」。這樣在臨床中更便於應用。

#### 表六　標本中氣相應關係表

| 本 | （火）暑 | 燥 | 寒 | 風 | 熱 | 濕 |
|---|---|---|---|---|---|---|
| 標 | 少陽 | 陽明 | 太陽 | 厥陰 | 少陰 | 太陰 |
| 中氣 | 厥陰 | 太陰 | 少陰 | 少陽 | 太陽 | 陽明 |

#### 表七　人體經絡臟腑與標本中氣的相應關係表

| 本<br>臟腑 | 心 | 腎 | 心包 | 肝 | 小腸 | 膀胱 | 大腸 | 胃 | 三焦 | 膽 | 肺 | 脾 |
|---|---|---|---|---|---|---|---|---|---|---|---|---|
| 標<br>經絡 | 手少陰 | 足少陰 | 手厥陰 | 足厥陰 | 手太陽 | 足太陽 | 手陽明 | 足陽明 | 手少陽 | 足少陽 | 手太陰 | 足太陰 |
| 中氣<br>表裏經脈 | 手太陽 | 足太陽 | 手少陽 | 足少陽 | 手少陰 | 足少陰 | 手太陰 | 足太陰 | 手厥陰 | 足厥陰 | 手陽明 | 足陽明 |

　　關於標本中氣理論，《素問・至真要大論》還提出了一個「標本從化」問題。文曰：「少陽太陰從本，少陰太陽從本從標。陽明厥陰不從標本，從乎中也」。其規律是：

　　1. **標本同氣，皆從本化**：「同氣」指五行屬性相同。如少陽為標，屬陽，而其本為火亦為陽，則視為「同氣」。從本而化，指疾病易發暑熱（火）性質的證候。

　　2. **標本異氣，從本從標**：如少陰為標，屬陰，而其本為火，屬陽，此即「標本異氣」。其疾病或發生暑熱性質（熱化），或發生虛寒性質（寒化）兩種不同證候。

　　3. **陽明厥陰，從乎中氣**：陽明，其本為燥，陽明之中氣，為太陰（其本為濕）。標本中氣皆不同，則從乎中氣。厥陰，

為標屬陰，其本為風屬陽，厥陰之中氣，為少陽，標本中氣皆不同，則從乎中氣。從中氣而化，意味着轉化。張介賓在《類經圖翼‧經絡》說：「陽明之中，太陰濕土，燥從濕化；厥陰之中，少陽相火，木從火化。故陽明厥陰不從標本，而從中氣也」。


# 五、運氣病證治療大法總結

在論述運氣病證治療中，要特別關注患者「共性」症候的同時，也不可忽視「個性」症候的特徵，兩者不可或缺。在運氣學中，幾個必須突出的治療法則的具體內容非常重要，現綜述如下：

## 1. 無伐天和

《素問‧六元正紀大論》提到陽明司天之政時，提出「無伐天和」的基本方法：「故食歲穀以安其氣，食間穀以去其邪，歲宜以鹹、以苦、以辛，汗之、清之、散之，安其運氣，無使受邪，折其鬱氣，資其化源。以寒熱輕重少多其制，同熱者多天化，同清者多地化，用涼遠涼，用熱遠熱，用寒遠寒，用溫遠溫，食宜同法」。這就是時必順之的大法。王冰說：「春宜

涼，夏宜寒，秋宜溫，冬宜熱，此時之宜，不可不順」。

上文中，「歲穀」指與歲氣相和的穀物，其顏色與主歲之五行五色相符，如甲己之年是黃色穀物；乙庚之年是白色穀物等，藉以保全其臟氣。（後有詳述）「間穀」即間氣所化之穀。「安其運氣」指適應其運氣的性味，如燥氣味辛、寒氣味鹹等。「資其化源」新校正為：按金旺七月，故迎於六月，瀉金氣，是皆折其鬱氣，資取化源之義（筆者按：丁卯、丁酉之歲，陽明燥金司天，木氣被鬱，故瀉金即扶木，故先於金氣旺盛的七月之前瀉之，即資〔消減之義〕其化源也）。同熱者多天化，同清者多地化」即五運與六氣同屬於熱邪性質，選用清涼之品治之。五運與六氣同屬於清涼之邪性質，選用溫熱之品治之。「用涼遠涼」指用清涼性藥物應避免清涼時令時使用。

對於「用熱遠熱、用寒遠寒」的告誡，提出用藥寒熱都不要和天氣相抵觸。這裏說的天氣寒熱，是指氣運值令而言。氣運主熱，應該避免使用熱性方藥；氣運主寒，應該避免使用寒性方藥；氣運主涼，應該避免使用清涼方藥；氣運主溫，應該避免使用溫熱方藥。如沒有掌握這個規律，就會使病證惡化，故必須牢記這一告誡。

對於病邪在表在裏，也有適時的治療方法，在用藥選擇上還作了指引。如說「發表者不遠熱，攻裏者不遠寒」；又說：「不遠熱則熱至，不遠寒則寒至」。最後強調「時必順之，犯者治以勝也」。

何謂「犯者治以勝」？王冰解釋說：「犯熱治以鹹寒，犯寒治以甘熱，犯涼治以苦溫，犯溫治以辛涼，亦勝之道也」。犯熱，即熱邪侵犯所致的熱性病證。餘義類同。《素問・六元正紀大論》還特別提出「四畏」之論。提到司天在泉和左右間氣值令之時，都要特別注意「熱無犯熱，寒無犯寒。從者和，逆者病，不可不敬畏而遠之，所謂時與六位也」；又說：「司氣以熱，用熱無犯。司氣以寒，用寒無犯。司氣以涼，用涼無犯。司氣以溫，用溫無犯。間氣同其主無犯，異其主則小犯之，是謂四畏，必謹察之」。這是強調在六氣的任何六節之內，都要守四畏的原則。

《素問・至真要大論》提出了五行之氣在特定時期用五味補瀉的「標準性規定」（即下文之「正味」）。原文說：「帝曰：其於正味何如？岐伯曰：木位之主，其瀉以酸，其補以辛；火位之主，其瀉以甘，其補以鹹；土位之主，其瀉以苦，其補以甘；金位之主，其瀉以辛，其補以酸；水位之主，其瀉以鹹，其補以苦」。

上文中，「木位」即厥陰風木之時令；「主」指主氣，王冰認為即初之氣，春分前 61 日；「火位」即君火之令，二之氣，春分後 61 日。相火之令夏至前後各 30 日；「土位」即四之氣，濕土之令，秋分前 61 日；「金位」即五之氣，燥金之令，秋分後 61 日；「水位」即終之氣，寒水之令，冬至前後各 30 日。

## 2. 審察病機

　　如果説「無伐天和」是着重指出氣象變化和生態環境因素與防病治病的關係，那麼「審察病機」就是着重審查和分析氣運變化致病之後的個體化反應狀態，也是結合外因與內因雙重因素作出的辨證與治療。素問七篇認為這也是診斷和治療絕不可忽視的環節。

　　在《素問・至真要大論》中提出了著名的病機十九條，重點提示我們注意辨證治療的「靶心」，即是病機有些重點在五臟（因風、寒、濕、火、熱之病因侵害而直中五臟），有些是因六淫發病出現的多種症候。病機十九條為我們提煉出簡便的診治綱領，其中包括：

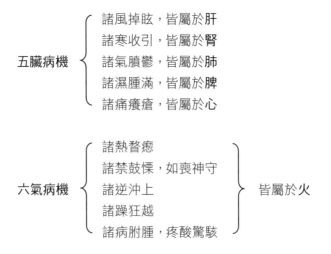

五臟病機 ｛
諸風掉眩，皆屬於**肝**
諸寒收引，皆屬於**腎**
諸氣膹鬱，皆屬於**肺**
諸濕腫滿，皆屬於**脾**
諸痛癢瘡，皆屬於**心**

六氣病機 ｛
諸熱瞀瘛
諸禁鼓慄，如喪神守
諸逆沖上
諸躁狂越
諸病胕腫，疼酸驚駭
｝ 皆屬於**火**

$$\left.\begin{array}{l}\text{諸腹脹大}\\\text{諸病有聲,鼓之如鼓}\\\text{諸轉反戾,水液渾濁}\\\text{諸嘔吐酸,暴注下迫}\end{array}\right\}\text{皆屬於\textbf{熱}}$$

$$\left.\begin{array}{l}\text{諸暴強直,皆屬於\textbf{風}}\\\text{諸痙項強,皆屬於\textbf{濕}}\\\text{諸病水液\quad 澄澈清冷,皆屬於\textbf{寒}}\end{array}\right.$$

**上下病機** $\left\{\begin{array}{l}\text{諸痿喘嘔,皆屬於\textbf{上}}\\\text{諸厥固泄,皆屬於\textbf{下}}\end{array}\right.$

　　金元時代醫學名家劉完素補充了燥氣為病:「諸澀枯涸,乾勁皺揭皆屬於燥」,此條也受到醫家肯定。

　　關於治療的原則、時機和方法,在《素問‧陰陽應象大論》曾提到治療綱領是「審其陰陽,以別柔剛,陽病治陰,陰病治陽,定其血氣,各守其鄉」。而關於治療時機,曾說:「病之始起也,可刺而已;其盛,可待衰而已」。

　　具體治療方法上,則突出了「因勢利導」的原則。如說:「其高者,因而越之(湧吐);其下者,引而竭之(滲泄);中滿者,瀉之於內(宣通);其有邪者,漬形以為汗;其在皮者,汗而發之;其慓悍者,按而收之;其實者,散而瀉之……血實者宜決之(化瘀、瀉血)」。

　　對於虛證而言,「氣虛者,宜掣引之(升陽益氣);形不足者,溫之以氣(用參、蓍之類);精不足者,補之以味(用地、鹿、紫河車之類)」。

## 3. 運氣病證治療常變有法

《素問・至真要大論》曰:「審察病機,無失氣宜」。針對疾病類型,七篇雖然講述了「勿違其時」的常規治療大法,為我們判斷運氣疾病類型及其病機特徵,提供了簡便可行的治療原則,但同時也為我們提供多種多樣的治療方法選擇。這顯示了七篇在治法上靈活巧妙又不失原則的智慧。

### 表八 《素問・至真要大論》證治常法一覽表

| 證 | 治 | 方藥選例 ( 筆者加 ) | 備註 |
|---|---|---|---|
| 寒 | 熱之 | 四逆、理中 | |
| 熱 | 寒之 | 白虎、竹葉石膏 | |
| 微 | 逆之 | 病情較輕、病機單純 | 逆其症象而治 |
| 甚 | 從之 | 如熱結旁流用承氣 | 從其症象而治 |
| 堅 | 削之 | 鱉甲煎丸 | 腹內有形之積宜之 |
| 客 | 除之 | 麻黃、防風 | 外邪以祛除 |
| 勞 | 溫之 | 養榮、十全 | 虛勞宜溫補 |
| 結 | 散之 | 陷胸、二陳 | 痰結流注宜消散 |
| 留 | 攻之 | 抵當、十棗 | 水、血、食鬱結宜攻逐 |
| 燥 | 濡之 | 增液、沙參麥門冬 | 津虧液少宜潤燥育陰 |
| 急 | 緩之 | 芍藥甘草湯 | 緩急解痙 |
| 散 | 收之 | 甘麥大棗湯 | 耗散滑泄宜收澀 |
| 損 | 益之 | 六味、歸脾 | 虛損則補益 |
| 逸 | 行之 | 大、小活 | 癱瘓不用宜行氣化血 |
| 驚 | 平之 | 安神、抱龍 | 驚悸怔忡宜安神鎮驚 |

| 證 | 治 | 方藥選例（筆者加） | 備註 |
|---|---|---|---|
| 上 | 上之 | 瓜蒂、鹽湯 | 其高者因而越之 |
| 下 | 下之 | 五苓、承氣 | 其下者引竭之 |
| | 摩之 | | 按摩 |
| | 浴之 | | 藥浴 |
| | 薄之 | | 外用藥敷 |
| | 劫之 | | 峻猛之品治之 |
| | 開之 | | 解表 |
| | 發之 | | 發散 |

　　對於病機複雜或相對單一的病理類型，《素問·至真要大論》還提出了正治（又稱逆治）、反治（又稱從治）的不同方法。為便於臨床鑒別使用，現對比如下：

正治法
- 定義：逆者正治 —— 即逆其症象而治的方法
- 適應證：微者逆之 —— 一般病情較輕、病機單純而疾病性質與症狀表現一致者
- 舉例：寒者熱之 —— 如寒證用四逆湯或溫灸等法

反治法
- 定義：從者反治 —— 即順其症象（假象）而治的方法
- 適應證：一般病情較重、病機複雜而疾病性質與症狀表現不一致者
- 舉例：塞因塞用，通因通用，熱因熱用，寒因寒用

　　對於虛實之寒熱真假演變，原文提出了千古未變的治法，即：「諸寒之而熱者取之陰，熱之而寒者取之陽」的著名論斷。現試作對比說明如下：

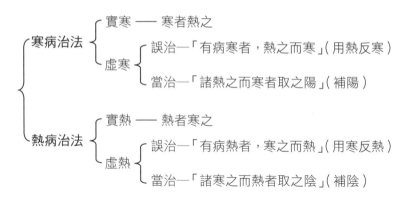

王冰的注釋被後世譽為經典之名句，上文注為「益火之源，以消陰翳」；下文注為「壯水之主，以制陽光」，皆突出了「治病必求於本」的理論思維。

第九章

五運六氣運行的特殊變化

五運三紀、客主加臨，以及運氣同化和氣運生剋的關係，是在基本規律上有序的變化。而運氣的淫、勝、鬱、復等現象，則是特殊、無序、沒有恆定時程的，是一種特殊性的運行變化。然而，在氣候變化的狀態及其所造成的人體病候中，又是「有跡可尋」的。它們都可以表現出一定的氣候徵象和成因性規律，形成外環境與人體病理生理學的一致性和相關性特徵。

# 一、五運之氣災變：
## 五鬱之發的概念、類型和治療

　　所謂「鬱」，有鬱伏、鬱遏之意；因被抑制而潛伏、隱匿下來。「發」則是猝發、再發之意。五運之氣被所勝之氣抑制而鬱伏，伺時而發，是五運之氣被所勝之氣鬱遏，在一定條件下延時的「報復性發作」，稱為「五鬱之發」。

　　五鬱之發主要在五運之氣災化情況之下形成，有兩種情況發生鬱遏：其一是所勝之運氣太過，其所不勝之氣被抑而鬱伏。如金運太過而使木氣被抑而鬱；土運太過則水氣被抑而鬱。其二是氣運不及，被所勝之氣所傷，不及之氣被抑。

　　被抑之氣的猝發，有三種形成因素：

　　（1）歲運太過，被鬱之氣，「鬱極乃發」，通常呈現急猝而

發狀態，其發氣象嚴酷、病變亦重；另一種是因歲運不及，被鬱之氣緩慢而發，氣象溫和，致病輕緩；所謂「太過者暴，不及者徐；暴者為病甚，徐者為病持」。（見《素問‧六元正紀大論》，下同篇）

（2）五運之氣，在被鬱的狀態下「待時而發」。如木氣被鬱，隨春陽之氣啟動而發；火氣被鬱，隨暑熱之氣引動而發等。

（3）五運之氣被鬱，因遇三陰三陽之氣時令，在六步之中，或因扶助不足之氣或因抑太過之氣而發。

以下簡述五鬱之發的內容。

## 1. 土鬱之發

（1）**形成因素**：木運太過或土運不及之節。

（2）**生態景觀**：欲發之時見「雲奔雨府，霞擁朝陽，山澤埃昏，其乃發也，以其四氣（土主四之氣）。雲橫天山，浮游生滅，怫（蘊積將發）之先兆」。已發之狀為：「岩谷震驚，雷殷氣交，埃昏黃黑，化為白氣，飄驟高深，擊石飛空，洪水乃從，川流漫衍。田牧土駒，化氣乃敷，善為時雨，始生始長，始化始成」。

（3）**鬱發之時**：夏至後 31 日起至秋分日。

（4）**民病特徵**：心腹脹滿，腸鳴下泄，甚則胃脘脅痛，嘔吐霍亂，水飲內發，水腫身重。

## 2. 金鬱之發

（1）**形成因素**：火運太過或金運不及之節。

（2）**生態景觀**：欲發之時「山澤焦枯，土凝霜鹵，怫乃發也」。發時則見「天潔地明，風清氣切，大涼乃舉，草樹浮煙，燥氣以行，霿霧數起，殺氣來至，草木蒼乾，金乃有聲」。

（3）**鬱發之時**：「其氣五」，指秋分後至立冬後 15 日。

（4）**民病特徵**：咳逆，心脅滿引少腹，善暴痛，不可反側，嗌乾面塵色惡。

## 3. 水鬱之發

（1）**形成因素**：土運太過或水運不及之節。

（2）**生態景觀**：欲發之時則「其氣二火前後。太虛深玄，氣猶麻散，微見而隱色黑微黃，怫之先兆也」。鬱發則見「陽氣乃辟，陰氣暴舉，大寒乃至，川澤嚴凝，寒霧結為霜雪。甚則黃黑昏翳，流行氣交，乃為霜殺，水乃見祥，陽光不治，空積沉陰」。

（3）**鬱發之時**：「其氣二火（君、相二火）前後」，指二月中，春分日至小滿日的 60 日內。

（4）**民病特徵**：寒客心痛，腰椎痛大關節不利，屈伸不便，善厥逆，痞堅腹滿。

## 4. 木鬱之發

（1）**形成因素**：金運太過或木運不及之節。

（2）**生態景觀**：欲發之時「長川草偃，柔葉呈陰，松吟高山，虎嘯岩岫，怫之先兆也。其氣無常。」其發則「太虛埃昏，雲物以擾，大風乃至，屋發折木」；「天山一色，或氣濁色黃黑鬱若」。

（3）**鬱發之時**：沒有一定時節。「乃發也，其氣無常」。

（4）**民病特徵**：胃脘心痛，上及兩脅，膈咽不通，食飲不下，甚則耳鳴眩轉，目不識人，善暴僵撲。


## 5. 火鬱之發

（1）**形成因素**：水運太過或火運不及之節。

（2）**生態景觀**：發之時「太虛曛翳，大明不彰，炎火行，大暑至，山澤燔燎，材木流津，廣廈騰煙，土浮霜鹵，止水乃減，蔓草焦黃，風行惑言，濕化乃後」。

（3）**鬱發之時**：大暑後至秋分前，農曆六月中至八月中。

（4）**民病特徵**：「刻終大溫，汗濡玄府，其乃發也，其氣四。故民病少氣，瘡瘍癰腫，脅腹胸背面首四肢，䐜憤臚脹，瘍疿，嘔逆，瘛瘲，骨痛，節乃有動，注下溫瘧，腹中暴痛，血溢流注，精液乃少，目赤心熱，甚則瞀悶懊憹，善暴死。」

（筆者按：鬱發之前氣象都有先兆性變化，原文説「有怫之應而後報也，皆觀其極而乃發也。木發無時，水隨火也」，此説當熱而反寒，是火被水鬱之象。）

## 小結：五鬱之發的氣象特點

《素問・六元正紀大論》對五鬱之發有這樣概要性的總結：「水發而雹雪，土發而飄驟，木發而毀折，金發而清明，火發而曛昧」；還説明：「發有微甚，微者當其氣，甚者兼其下。徵其下氣而見可知也」。

這表明五鬱之發有輕重的不同，輕微者僅表現所鬱之氣噴發的現象；而嚴重者不僅有所鬱之氣噴發，還可見鬱發之氣兼有所勝之氣的出現。如火鬱之發會出現「陽極反陰，濕令乃化，乃成。華發水凝，山川冰雪。焰陽午澤，怫之先兆也」。王冰注曰：「謂君火王時，有寒至也，故歲君火發，亦待時也」。此古人所謂「水隨火」之象。

王冰又曰：「六氣之下，各有承氣也，則如火位之下，水氣承之；水位之下，土氣承之；土位之下，木氣承之……」。可見「承氣」即是相勝之氣。

## 6. 五鬱之發病候的治療原則

《素問・六元正紀大論》和《素問・至真要大論》提出了對特殊變化（即災害化）運氣病證的治療原則。在談到五鬱病證治療時，有一段非常精彩的論述，茲錄於下並作出解讀，供讀者學習和研究：

（1）**必折其鬱氣** —— 因五鬱之發是受所勝之氣抑制，使其不能主令敷佈，因而鬱極乃發，形成了致病性因素。故其治療應當斷然阻抑，而稱為「必折」。《素問集注・卷八》說：「歲氣勝制其化運，當以所勝之味折之」。

據此可知，若木鬱則當以辛味藥治之；土鬱則當以酸味藥治之；金鬱則當以苦味藥治之；水鬱則當以甘味藥治之；火鬱則當以鹹味藥治之。

（2）**先資其化源** —— 要消減其進一步被鬱的源頭。

（3）**抑其運氣，扶其不勝** —— 抑制過於亢盛的運氣，扶植被損的運氣。

（4）**無使暴過而生其疾** —— 不要使過亢、過衰之氣成為致病因素。

（5）**食歲穀以全其真，避虛邪以安其正** ——「歲穀」指與歲氣相合的穀物，以保養當歲之臟氣，防避不正之氣損傷人體正氣。

（6）**適氣同異，多少制之** —— 選擇與歲氣變化相適應的

藥物氣味，確定劑量多少。

（7）**同寒濕者，燥熱化，異寒濕者，燥濕化** —— 若氣與運同樣為寒濕的，用燥性和熱性的藥物；若氣與運為寒、濕不同的，用燥濕的藥物。

（8）**故同者多之，異者少之** —— 其氣運相同的，可選擇同類和大些劑量；其氣運不相同的，要少些藥物和劑量。

（9）**用寒遠寒，用涼遠涼，用溫遠溫，用熱遠熱** —— 寒冷、清涼的天時要避用寒性、涼性的藥物；溫暖、炎熱的天時要避用溫性、熱性的藥物。

（10）**食宜同法。有假者反常，反是者病，所謂時也** —— 飲食方面與上述法則相同，倘若運氣有反常變化，形成疾病，按時令特徵確定治法，即所謂「因時制宜」。

### 表一　五鬱之發病候的治療原則

| 分類 | 治則 | 備註 |
|------|------|------|
| 木鬱 | 達之 | 張璐：「達者，通暢之也，當以輕揚之劑舉而達之。即疏泄肝氣，使其條達。」 |
| 火鬱 | 發之 | 張璐：「發者，升發之也，當以升發之劑汗而發之。」 |
| 土鬱 | 奪之 | 王冰：「奪之，謂下之；令無壅礙也。」 |
| 金鬱 | 泄之 | 張介賓：「疏利也。」 |
| 水鬱 | 折之 | 王冰：「折，謂抑之，制其沖逆也。」 |

# 二、六氣的特殊災變：
## 淫勝的概念和類型

「淫」有過度、漫溢之意；「勝」即指超常的亢盛、亢奮。「淫勝」指六淫之氣的變異性亢盛，稱如風淫、熱淫、濕淫等。雖然在其所值年度出現，但卻呈現鴟張、超常的亢盛，因而會呈現時程和狀態上的不正常表現。這種「不正常」改變了一般常態的氣象特徵和生態環境，蘊釀出「新」性質的致病因素，成為六氣災變之一。若侵害人體，則形成人體病理生理學的一種比較特異性的病候類型。

在運氣七篇中，詳細分析了客氣中的在泉或司天之氣，過度亢盛而出現上、下半年反常氣象及民病流行的情況。其特徵性表現有二：

其一是氣象與自然生態環境在上、下半年顯示出司天或在泉之氣為特徵的異常變化；其二是民病病理特徵與過度淫勝之氣的性質相附。《素問‧至真要大論》稱此類病理為「內淫而病」。

當然，歲氣不同會出現不同的生態變異和異常病變。在此分述於下：

# 1. 司天之氣淫勝概念、病證及治療原則

## 1.1 厥陰司天、風淫所勝

凡逢年支為巳亥之年，厥陰風木之氣淫勝。

（1）**生態氣象**：上半年埃塵飛揚，天昏地暗，風起雲湧，擾動不寧，寒季溫暖，流水不冰，蟄蟲不藏。

（2）**流行病候**：民病胃脘痛、脅脹、咽膈阻塞，飲食不下，食則嘔，腹脹泄瀉，舌強，小便不通。

（3）**分析**：木勝制土，病本於脾。

（4）**治則**：「風淫所勝，平以辛涼，佐以甘苦，以甘緩之，以酸瀉之」。

## 1.2 少陰司天、熱淫所勝

凡逢年支為子午之年，少陰君火之氣淫勝。

（1）**生態氣象**：上半年氣候鬱熱，燥金清涼之氣來後，故熱甚常有大雨時至。

（2）**流行病候**：民病胸中煩熱，嗌乾，右脅痞滿，寒熱咳喘，或咳血、衄血、泄血；肺鬱則胃氣不降，見嘔或嚏，尿色深；熱甚瘡瘍胕腫，肩臂缺盆痛，心痛肺脹。

（3）**分析**：火勝刑金，肺熱氣壅、暑膚敗肉。

（4）**治則**：「熱淫所勝，平以鹹寒，佐以苦甘，以酸收之」。

## 1.3 太陰司天、濕淫所勝

凡逢年支為丑未之年，太陰濕土之氣淫勝。

（1）**生態氣象**：上半年天氣陰沉，陰雲密佈，雨水過多，反使草木枯槁。

（2）**流行病候**：民病水腫，骨痛，陰痺，腰脊頭項痛，時發眩暈，飢而不欲食，咳唾有血，心懸空而不安。

（3）**分析**：土勝制水，腎病水氣不化、上凌心肺。

（4）**治則**：「濕淫所勝，平以苦熱，佐以酸辛，以苦燥之，以淡泄之」。


## 1.4 少陽司天、火淫所勝

凡逢年支為寅申之年，少陽相火之氣淫勝。

（1）**生態氣象**：上半年溫熱流行，金氣受邪。

（2）**流行病候**：民病多發熱惡寒，頭痛如瘧，皮膚灼痛，面赤，熱邪入裏則尿澀、面腫或水腫，腹脹氣喘，或泄瀉暴注、下痢，心胸煩熱，咳唾衄血，外見瘡瘍。

（3）**分析**：熱從少陽而後入裏，熱氣壅閉，病本於肺，水氣不行，或外壅成瘍。

（4）**治則**：「火淫所勝，平以酸冷，佐以苦甘，以酸收之，以苦發之，以酸復之」。

## 1.5 陽明司天、燥淫所勝

凡逢年支為卯酉之年，陽明燥金之氣淫勝。

（1）**生態氣象**：上半年木氣晚發，草木遲生，生機鬱伏，氣候清涼，蟄蟲不出，草尖焦枯。

（2）**流行病候**：民病脅肋痛脹，燥傷肝血、則筋骨屈伸不利，瘧疾，咳嗽，腸鳴暴泄，燥勝則嗌乾、面枯不澤、目昏眥瘡、腰痛㿗疝等。

（3）**分析**：金勝制木、肝氣鬱結、燥傷津液。

（4）**治則**：「燥淫所勝，平以苦濕，佐以酸辛，以苦下之」。

## 1.6 太陽司天、寒淫所勝

凡逢年支為辰戌之年，太陽寒水之氣淫勝。

（1）**生態氣象**：上半年寒冷非時而至，流水結冰，若逢歲運屬火則水火相激，發為暴雨冰雹。

（2）**流行病候**：民病則心病，見厥心痛，善悲，心動悸，心胸不適，面晦暗，時眩撲；或面赤目黃，嘔便衄血，腋腫噯氣，多發瘡瘍。

（3）**分析**：水勝制火、心陽不振、反侮脾土。

（4）**治則**：「寒淫所勝，平以辛熱，佐以甘苦，以鹹瀉之」。

### 表二　司天之氣淫勝的治療原則表

| 司天之氣 | 治療法則 | 佐以 | 注釋 |
|---|---|---|---|
| 風化於天 | 風淫所勝，平以辛涼，以酸瀉之 | 甘苦 | 辛涼而散，甘土育金，苦制金木為酸，則酸以瀉之 |
| 熱化於天 | 熱淫所勝，平以鹹寒以酸收之（同在泉） | 苦甘 | 熱勝則鹹益陰、寒抑火酸以制土 |
| 濕化於天 | 濕淫所勝，平以苦熱以苦燥，以淡泄之 | 酸辛* | 苦益土，酸斂陰、熱勝濕苦以燥濕，淡滲利水 |
| 火化於天 | 火淫所勝，平以酸冷以酸收之，以苦發之以酸復之，熱淫同 | 苦甘 | 鹹冷瀉火，甘以護土抑水，苦泄火，甘緩火急，苦發鬱火酸收散越之火 |
| 燥化於天 | 燥淫所勝，平以苦溫以苦下之 | 酸辛 | 苦以泄熱，辛制金酸斂陰 |
| 寒化於天 | 寒淫所勝，平以辛熱以鹹瀉之 | 甘苦 | 苦以益火，辛熱以散寒甘苦以勝水其瀉以鹹之正味 |

\* 濕化於天，佐以酸辛，「辛」疑作「淡」。（參林憶等：《黃帝內經素問》〔新校正〕）

## 2. 在泉之氣淫勝概念、病證及治療原則

### 2.1 厥陰在泉、風淫所勝

　　凡逢年支為寅申之年，若厥陰風木之氣淫勝（上少陽、下厥陰）。

　　（1）**生態氣象**：塵土飛揚、原野昏暗，冬行春令，草木早萌。

（2）**流行病候**：木邪淫勝則人病氣鬱、脾胃受傷，心胃胸脅支滿，飲食不下，咽膈阻塞，食後嘔逆，腹脹噯氣，矢氣為快，身重乏力。

（3）**分析**：木勝則風勝，春陽早發，故冬見春生之象。民病肝強脾弱故見心脅支滿、中焦氣塞、胃腸不通等是肝鬱氣滯及脾胃為主之證。

（4）**治則**：「治以辛涼，佐以苦，以甘緩之，以辛散之」。

## 2.2 少陰在泉、熱淫所勝

凡逢年支為卯酉之年，若少陰君火之氣淫勝（上陽明、下少陰）。

（1）**生態氣象**：見焰浮川澤而陰處反明，蟄蟲不藏。

（2）**流行病候**：人病火邪內搏，腹鳴，氣沖逆，視昏，齒痛頰腫，火傷肺金則喘咳、寒熱、皮痛，及於下焦則少腹痛而脹大。

（3）**分析**：熱勝則火勝煎熬水津，熱斥三焦、上及心肺、下及於腎，中見陽明之腑及經脈病候，均係熱證。

（4）**治則**：「治以鹹寒，佐以甘苦，以酸收之，以苦發之」。

## 2.3 太陰在泉、濕淫所勝

凡逢年支為辰戌之年，太陰濕土之氣淫勝（上太陽、下太陰）。

（1）**生態氣象**：草木早萌，山岩峽谷，濕氣瀰漫，昏昧渾濁，土色黃，甚則反見黑色。

（2）**流行病候**：脾濕不化，水飲內停，頭目渾濁不清，耳聾胃痛，嗌腫喉痹。濕反熱化，則血淋血泄，少腹腫痛，尿癃閉；濕邪逆傷太陽則脊椎關節僵滯而痛、髀、膝、踝僵痛。

（3）**分析**：濕淫所勝、陽氣鬱阻、化熱傷血，若流注經筋關節則脊椎關節僵滯腫痛。

（4）**治則**：「治以苦熱，佐以酸淡，以苦燥之，以淡泄之」。

## 2.4 少陽在泉、火淫所勝

凡逢年支為巳亥之年，少陽相火之氣淫勝（上厥陰、下少陽）。

（1）**生態氣象**：炎熱光　　，火勝水復，熱見寒流。

（2）**流行病候**：民病注泄赤白，少腹痛、尿赤，甚則血便。

（3）**分析**：熱傷血氣，傷及腸腑、膀胱等。

（4）**治則**：「治以鹹冷，佐以苦辛，以酸收之，以苦發之」。

## 2.5 陽明在泉、燥淫所勝

凡逢年支為子午之年，陽明燥金之氣淫勝（上少陰、下陽明）。

（1）**生態氣象**：天氣清涼，霧氣迷朦。

（2）**流行病候**：人多病肝膽氣逆，嘔吐苦水，太息脅痛，

難以反側，咽乾，皮燥無澤，面如塵，足外發熱。

（3）分析：金勝剋木、肝木受損、燥氣傷津、面失潤澤、足外系膽經所行，燥氣陰傷化熱之象。

（4）治則：「治以苦溫，佐以甘辛，以苦下之」。

## 2.6 太陽在泉、寒淫所勝

凡逢年支為丑未之年，太陽寒水之氣淫勝（上太陰、下太陽）。

（1）生態氣象：陰凝肅殺、淒慘慄冽。

（2）流行病候：寒氣傷腎，民病少腹痛引睪丸及腰脊，寒邪上逆心痛，咽痛頷腫，甚則出血。

（3）分析：寒邪入腎、又制約心火、心腎受損較為突出。

（4）治則：「治以甘熱，佐以苦辛，以鹹瀉之，以辛潤之，以苦堅之」。


從上述論述可以總結以下在泉淫勝之氣的民病規律：

1. 其病變在相應的本臟，如厥陰風木淫勝病在肝等；

2. 淫傷其所勝之氣，如厥陰風木病在肝，亦見有脾胃受損之症。

## 表三　在泉之氣淫勝治療原則表

| 在泉之氣 | 治療法則 | 佐以 | 註釋 |
|---|---|---|---|
| 厥陰在泉<br>風淫所勝 | 治以辛涼，以甘緩之，<br>以辛散之 | 苦甘 | 辛制木，金能平之，故涼平之<br>苦勝金，甘生金，佐以防過 |
| 少陰在泉<br>熱淫所勝 | 治以鹹寒，以酸收之，<br>以苦發之 | 甘苦 | 熱勝水能平之，過則以土制之<br>以酸收之，不及則以苦散發 |
| 太陰在泉<br>濕淫所勝 | 治以苦熱，以苦燥之，<br>以淡泄之 | 酸淡 | 苦燥濕，熱以宣散，淡滲利濕<br>不及則以酸助火 |
| 少陽在泉<br>火淫所勝 | 治以鹹冷，以酸收之，<br>以苦發之 | 苦辛 | 火勝則制以鹹寒，以苦防其過<br>辛防不及以助水 |
| 陽明在泉<br>燥淫所勝 | 治以苦溫，佐以甘辛，<br>以苦下之 | 甘辛 | 以苦制金，甘以培土，辛以助金防<br>其過 |
| 太陽在泉<br>寒淫所勝 | 治以甘熱，以鹹瀉之，<br>以辛潤之，以苦堅之 | 苦辛 | 甘熱以制水，不及則以火助之<br>過則以金助之，鹹防過，辛生火 |

## 3. 司天、在泉淫勝之氣治療規律的分析

六氣司天、在泉淫勝之氣的治療中，其主要性味如上兩表中所列，是以所勝平之，如治熱淫以鹹冷、治寒淫以苦溫。選擇反佐性味有兩個因素決定：其一防止治療藥物之性味用之過度，如治風淫以辛涼（金剋木）佐用苦甘，是火勝金，土生金，以防太過；其二是恐怕選擇治療藥物的性味力猶不及，而用以濕淫治以苦熱，佐以酸淡，則是恐苦熱力微，用酸（木）剋其濕淫（土），這樣就加強了治淫的力度。總之，運用君臣之性味治本氣，用反佐性味防其過或補其不及，是運氣病證治療的基本規律。司天淫勝，曰「平」；在泉淫勝，曰「治」。

## 表四　六氣病證治療的基本規律表

| 六氣變化 | 生態環境變化特點 | 病候特徵 | 相應治療 |
|---|---|---|---|
| 司天淫勝 | 本氣流行 | 本氣亢盛之證 | 所勝氣味平之 |
| 在泉淫勝 | 本氣流行 | 所勝之氣亢盛 | 所勝氣味治之 |

# 三、六氣的特殊災變：
# 反勝的概念和類型

「反勝」指司天、在泉之氣被其所不勝之氣（本屬我所剋者）剋伐和侵害，形成反常的病因及病候。

反勝的氣象氣候及流行病候特徵與淫勝正好相反。淫勝是司天或在泉之氣的「本氣」為患，而反勝則是其「我所剋之氣」為患。《素問・至真要大論》稱其為：「邪氣反勝」。王冰清楚解釋說：「不能淫勝於他氣，反為不勝之氣為邪以勝之」。《素問經注節解》說：「如木司天地，氣宜溫和，乃時或清涼，則氣以清涼而抑矣，木遭金氣，是之謂反勝」。

張介賓認為，被「間氣所勝」也會出現反勝現象，他說：「反勝者，以天地之氣有不足，則間氣乘虛為邪而反勝之也」。如寅申之歲，厥陰風木在泉，而或氣有不及，則土之濕氣反勝之。

舉例來說，本為少陰君火司天，卻被我所勝（我本所剋

制）之氣的陽明燥金之氣抑制和傷害，出現了燥淫所勝之象，即稱為「陽明反勝」；或如本為陽明燥金在泉，卻被我所勝之氣抑制，出現了風淫所勝之象，可稱為「厥陰反勝」。這就是司天或在泉之氣變的又一類型。

（筆者按：六氣反勝因司天、在泉之不同而治療亦有不同，茲列表如下以便對比。下所言「地」指在泉而言；所言「天」指司天之氣。）

### 表五　六氣反勝治療法則表

| 反勝 | 治療法則 | 佐以 | 平之以 | 值歲 |
|---|---|---|---|---|
| 風司於地，清反勝之 | 治以酸溫 | 苦甘 | 辛 | （王冰：寅申歲也） |
| 熱司於地，寒反勝之 | 治以甘熱之 | 苦辛 | 鹹 | （王冰：卯酉歲也） |
| 濕司於地，熱反勝之 | 治以苦冷 | 鹹甘 | 苦 | （王冰：辰戌歲也） |
| 火司於地，寒反勝之 | 治以甘熱 | 苦辛 | 鹹 | （王冰：巳亥歲也） |
| 燥司於地，熱反勝之 | 治以平寒，以和為利 | 苦甘 | 酸 | （王冰：子午歲也） |
| 寒司於地，熱反勝之 | 治以鹹冷 | 甘辛 | 苦 | （王冰：丑未歲也） |
| 風化於天，清反勝之 | 治以酸溫 | 甘苦 | | （王冰：亥巳歲也） |
| 熱化於天，寒反勝之 | 治以甘溫 | 苦酸辛 | | （王冰：子午歲也） |
| 濕化於天，熱反勝之 | 治以苦寒 | 苦酸 | | （王冰：丑未歲也） |
| 火化於天，寒反勝之 | 治以甘熱 | 苦辛 | | （王冰：寅申歲也） |
| 燥化於天，熱反勝之 | 治以辛寒 | 苦甘 | | （王冰：卯酉歲也） |
| 寒化於天，熱反勝之 | 治以鹹冷 | 苦辛 | | （王冰：辰戌歲也） |

| 司天之氣 | 反勝與淫勝治則比較 | 佐以 | 註釋 |
|---|---|---|---|
| 風化於天 | （風淫所勝，平以辛涼）<br>清反勝之，治以酸濕（溫） | 甘苦 | 辛涼而散，甘土育金，苦制金<br>燥勝則酸以收之，以濕潤之 |
| 熱化於天 | （熱淫所勝，平以鹹寒）<br>寒反勝之，治以甘溫 | 苦酸辛 | 熱勝則鹹益陰、寒抑火<br>寒勝則以甘勝水，以溫抑寒 |
| 濕化於天 | （濕淫所勝，平以苦熱）<br>熱反勝之，治以苦寒 | 苦酸 | 苦益土，酸斂陰、熱勝濕<br>苦以燥濕，寒以泄熱 |
| 火化於天 | （火淫所勝，平以酸冷）<br>寒反勝之，治以甘熱 | 苦辛 | 酸冷瀉火<br>甘以護土抑水，熱以驅寒，<br>苦益火，辛散寒 |
| 燥化於天 | （燥淫所勝，平以苦溫）<br>熱反勝之，治以辛寒 | 苦甘 | 甘補土生金<br>辛以助金，寒以泄熱，火制金 |
| 寒化於天 | （寒淫所勝，平以辛熱）<br>熱反勝之，治以鹹冷 | 苦辛 | 苦以益火，辛以護水<br>鹹寒以制熱、護陰 |

# 四、六氣的特殊災變：
# 相勝的概念、病證及治療原則

《素問・至真要大論》説：「帝曰：六氣相勝奈何？」王冰解釋「相勝」時説：「先舉其勝為用」，意指通過臨床表現去分析六氣之勝。果然，在岐伯的回答中也突出地提到六氣之勝的證候。

張介賓也持同一認識，他説：「相勝者，六氣互相強弱，而乘虛以相勝也」。

在岐伯回答中雖也用了一些字句描述了自然景觀，但仍

感覺張介賓所言「乘虛以相勝」即包括了天時年、月、日三虛或三者之一，或也包括人體內淫之虛。筆者認為，相勝之證不應刻意追求臟腑經脈之間的生剋關係，更應傾向關注其時證候的亢盛特徵，既便對時令與病證關係亦可淡化，畢竟這是特殊病證。

從六氣相勝證候分析表明，病變涉及到表裏等多臟腑、經脈、皮部等組織系統病變，顯示了邪勝的特徵。「相」有相關、相互、相聯的意思，是因邪勝而引起「系列性」證候，和連屬證候等。

有論者質疑「相勝」之概念模糊，難以判斷。在此引用張介賓「辨復氣」一段話作為參考。他說：「故本論（指復氣）無分太過不及之年，皆有淫勝、反勝、相勝之氣，可見陽年未必全盛，而反勝者有之。陰年未必全衰，而淫勝者亦有之。天地變化，消長無窮，但當隨厥氣幾而察方月之義，庶得其妙；若必欲因辭害意，則失之遠矣」。可見，張氏所列淫勝、反勝、相勝是三種邪勝的不同類型。茲將相勝類型分列如下：

## 1. 厥陰之勝

（1）**氣象生態**：大風數舉，倮蟲不滋。

（2）**流行病候**：耳鳴頭眩，憒憒欲吐，胃膈如寒，胠脇氣併，少腹痛，注下赤白。

（3）**治則**：治以甘清，佐以苦辛，以酸瀉之。

（4）**說明**：木勝土敗，治以甘清，甘益土，清平木也。佐以苦辛，散風邪也。以酸瀉之，木之正味，其瀉以酸也。

## 2. 少陰之勝

（1）**氣象生態**：炎暑至，木乃津，草乃萎。

（2）**流行病候**：心下熱，善飢，臍下反動，氣遊三焦，嘔逆躁煩，腹滿痛，溏泄，傳為赤沃。

（3）**治則**：治以辛寒，佐以苦鹹，以甘瀉之。

（4）**說明**：熱勝則乘金，治以辛寒，散火也。佐以苦鹹，泄熱也。以甘瀉之，火之正味，其瀉以甘也。

## 3. 太陰之勝

（1）**氣象生態**：雨數至，燥化乃見。（「燥」，張介賓：當作「濕」）

（2）**流行病候**：火氣內鬱，瘡瘍於中，流散於外，病在胠脇，甚則心痛熱格，頭痛，喉痹，項強，少腹滿，腰脽重強，內不便，善注泄，足下溫，頭重，足脛胕腫。

（3）**治則**：治以鹹熱，佐以辛甘，以苦瀉之。

（4）**說明**：土勝則濕淫，治以鹹熱，鹹能潤下，熱能燥濕

也，濕勝則土寒，佐以辛甘，辛能溫土，甘能補土也。以苦瀉之，土之正味，其瀉以苦也。

## 4. 少陽之勝

（1）氣象生態：暴熱消爍，草萎水涸，介蟲乃屈。

（2）流行病候：熱客於胃，煩心心痛，目赤欲嘔，嘔酸善飢，耳痛，溺赤，善驚，譫妄，少腹痛，下沃赤白。

（3）治則：治以辛寒，佐以甘鹹，以甘瀉之。

（4）說明：此與上少陰治同，但佐有少異，蓋甘能瀉火也。

## 5. 陽明之勝

（1）氣象生態：大涼肅殺，華英改容，毛蟲乃殃。

（2）流行病候：清發於中，左胠脅痛，溏泄，內為嗌塞，外為㿗疝，胸中不便，嗌塞而咳。

（3）治則：治以酸溫，佐以辛甘，以苦瀉之。

（4）說明：燥金之勝，病在肺肝，治以酸溫，潤燥暖肺也。佐以辛甘，瀉肺補肝也。以苦瀉之，苦從火化，能泄燥邪之實也。

## 6. 太陽之勝

（1）**氣象生態**：凝溧且至，非時水冰，羽乃後化。

（2）**流行病候**：痔瘧發，寒厥入胃則內生心痛，陰中乃瘍，隱曲不利、互引陰股，筋肉拘苛，血脈凝泣，絡滿色變，或為血泄，皮膚否腫，腹滿食減，熱反上行，頭、項、囟頂、腦戶中痛，目如脫；寒入下焦，傳為濡瀉。

（3）**治則**：治以甘熱，佐以辛酸，以鹹瀉之。

（4）**說明**：水勝則火衰，治以甘熱，甘益土以制水，熱扶陽以逐寒也。佐以辛酸，辛散寒邪之實，酸收心氣之傷也。以鹹瀉之，水之正味，其瀉以鹹也。

**表七　六氣之勝治療原則表**

| 六氣相勝 | 治療法則 | 佐以 | 瀉之以 |
|---|---|---|---|
| 厥陰之勝 | 治以甘清 | 苦辛 | 酸 |
| 少陰之勝 | 治以辛寒 | 苦鹹 | 甘 |
| 太陰之勝 | 治以鹹熱 | 辛甘 | 苦 |
| 少陽之勝 | 治以辛寒 | 甘鹹 | 甘 |
| 陽明之勝 | 治以酸溫 | 辛甘 | 苦 |
| 太陽之勝 | 治以甘熱 | 辛酸 | 鹹 |

（筆者按：上述治則之說明，引自張介賓語。）

# 五、六氣的特殊災變：
# 復的概念、病證及治療原則

「復」指「復氣」，有「報復」之意，也為六氣的災變之一。如木氣偏勝，會使土氣被抑，土之子氣為金，金氣剋伐木氣，則稱金氣為「木之復氣」。我們可簡化記憶為「隔代報復」或「子報母冤」。

這種復氣現象，可以看成是大自然的自我調節機制，使某些過於亢盛的異變得到調控、終止而獲改善。

按《玄珠密語》復氣之說，因六氣有正化、對化而不同。王冰認為：「對化勝而有復、正化勝而不復」。

### 表八　正化對化比較表

|  | 厥陰 | 少陰 | 太陰 | 少陽 | 陽明 | 太陽 |
|---|---|---|---|---|---|---|
| 正化 | 亥 | 午 | 未 | 寅 | 酉 | 戌 |
| 對化 | 巳 | 子 | 丑 | 申 | 卯 | 辰 |

張介賓對上述說法有不同見解，他說：「夫勝復之道，隨氣盛衰而見，非有正對之分」；並提出：「太過不及之年，皆有淫勝、反勝、相勝之氣」。

運氣學說認為，這種特殊的氣象變化，同樣會導致人體出現特徵性的病因和病理類型，而臨床表現也會出現某些特異性症狀，並依此予以相應的特定方式治療。以下按三陰三

陽之復氣分別説明於後：

## 1. 厥陰之復

（1）**形成因素**：濕土之氣偏勝，土勝水，水之子厥陰風木為復氣。

（2）**氣象生態**：大風時作，樹木倒偃，塵沙飛揚，倮蟲不榮。

（3）**流行病候**：肝氣偏勝，少腹堅滿，脅腹拘急暴痛，氣逆心痛，食少嘔吐，振搖，眩暈肢冷，甚則入脾，食後脹滿，或食後即吐。

（4）**常發時令**：太陰濕土司天或在泉。

（5）**分析**：本為太陰濕土之氣主令（司天或在泉），或見濕勝抑制腎水之象，而後卻見厥陰風木之氣之景觀、之病證，則判斷為厥陰風木之復。

## 2. 少陰之復

（1）**形成因素**：燥金之氣偏勝，金勝木，木之子少陰君火為復氣。

（2）**氣象生態**：先有燥金清肅之氣，而後現火熱之復，流水不冰，氣候炎熱，蟄蟲不伏。

（3）流行病候：咳嗽，皮痛，噴嚏，內有鬱熱，煩躁不安，身如燔炭，咽乾失音，渴欲飲水，便結浮腫（皆肺金鬱熱入裏之症），骨萎軟無力（金勝木之症）；瘡瘍癰疽，甚則神昏譫語；邪熱入肺，則咳嗽、鼻淵是為心火來復之證候。

（4）常發時令：陽明燥金司天或在泉。

## 3. 太陰之復

（1）形成因素：寒水之氣偏勝，水勝火，火之子 太陰濕土為復氣。

（2）氣象生態：大雨時降，洪淹田野，魚遊陸上之水。

（3）流行病候：頭沉身重，胸腹滿悶，食少不化，咳喘痰鳴，筋脈拘攣，嘔吐嗜臥，口吐清涎（濕勝阻遏氣機，運化不利，痰飲內生，又淫傷筋脈之症）。甚則濕邪入腎，導致脾腎陽氣鬱阻則泄瀉無度。

（4）常發時令：太陽寒水司天或在泉。

## 4. 少陽之復

（1）形成因素：陽明燥金之氣偏勝，金勝木，木之子少陽相火為復氣。

（2）氣象生態：氣候炎熱乾燥，介蟲傷亡。

（3）**流行病候**：驚厥瘛瘲（燥傷筋脈或熱極動風）；咳嗽、衄血（肺燥熱）；煩躁、尿頻（心燥熱）；面如蒙塵、目瞤動抽掣、口舌糜爛、嘔逆（鬱熱上逆）；血泄、血溢（血熱妄行）；水腫（熱鬱水停）；惡寒戰慄、咽嗌乾燥、渴而善飲（寒熱勝復）。

（4）**常發時令**：太陰濕司天或在泉。

## 5. 陽明之復

（1）**形成因素**：厥陰風木之氣偏勝，木勝土，土之子陽明燥金為復氣。

（2）**氣象生態**：氣候清涼，草木蒼黃乾枯，毛蟲傷亡。

（3）**流行病候**：左胠脅痛，善太息（金剋木，肝受病），脘痛腹滿泄瀉，嘔吐苦水，咳嗽呃逆（木勝剋土之症）；甚則入肝，發為驚駭筋攣（肝病之症）。

（4）**常發時令**：厥陰風木司天或在泉。

## 6. 太陽之復

（1）**形成因素**：少陰君火之氣偏勝，火勝金，金之子太陽寒水為復氣。

（2）**氣象生態**：寒氣大行，流水結冰，地裂冰堅，陽光不

暖，羽蟲受損。

（3）流行病候：心胃生寒，胸膈不利，心痛痞滿納少，頭痛健忘善悲，時發眩撲（寒水傷於心火之症），少腹痛引睪丸連及腰背（寒傷下焦肝腎之症），腰椎痛，屈伸不利，甚則唾出清水（寒傷腎也）。

（4）常發時令：少陰君火或少陽相火司天或在泉。

### 表九　六氣之復治療原則表

| 復氣 | 治以 | 佐以 | 組方意義 |
|---|---|---|---|
| 厥陰之復 | 酸寒 | 甘辛 | 以酸瀉之、以甘緩之 |
| 少陰之復 | 鹹寒 | 苦辛 | 以甘瀉之、以酸收之、辛苦發之、以鹹軟之 |
| 太陰之復 | 苦熱 | 酸辛 | 以苦瀉之、燥之、泄之 |
| 少陽之復 | 鹹冷 | 苦辛 | 以鹹軟之、以酸收之、辛苦發之 |
| 陽明之復 | 辛溫 | 苦甘 | 苦泄之、苦下之、以酸補之 |
| 太陽之復 | 鹹熱 | 甘辛 | 以苦堅之 |

### 表十　降而不入發為六節諸鬱病機及治療簡表

| 六節 | 鬱氣成因 | 治療 |
|---|---|---|
| 木鬱 | 陽明燥金在泉太過，厥陰風木受抑而鬱 | 刺手太陰井少商刺手陽明合曲池 |
| 火鬱 | 太陽寒水在泉太過，少陰少陽受抑而鬱 | 刺足少陰井湧泉刺足太陽合委中 |
| 土鬱 | 厥陰風木在泉太過，太陰濕土受抑而鬱 | 刺足厥陰井大敦刺足少陽合陽陵泉 |
| 金鬱 | 少陰少陽在泉太過，陽明燥金受抑而鬱 | 刺手厥陰井中衝刺手少陽合天井 |
| 水鬱 | 太陰濕土在泉太過，太陽寒水受抑而鬱 | 刺足太陰井隱白刺足陽明合足三里 |

（筆者按：上述刺法是表裏兩經井穴與合穴的配合應用。井穴瀉其太過之氣，合穴加強井穴之力，又可補其受抑之臟腑。如厥陰風木受抑而鬱，刺少商抑其陽明燥金在泉太過之氣，配大腸合穴助其瀉肺之功，共同構成瀉金扶木之效能。）

厥陰為中見之氣；陽明以燥為本，以陽明為標，以太陰為中見之氣；太陽以寒為本，以太陽為標，以少陰為中見之氣；太陰以濕為本，以太陰為標，以陽明為中見之氣。故曰：「少陽之上，火氣治之，中見厥陰；陽明之上，燥氣治之，中見太陰；太陽之上，寒氣治之，中見少陰；厥陰之上，風氣治之，中見少陽；少陰之上，熱氣治之，中見太陽；太陰之上，濕氣治之，中見陽明。」

### 表十一　標本中氣相應關係表

| 本 | （火）暑 | 燥 | 寒 | 風 | 熱 | 濕 |
|---|---|---|---|---|---|---|
| 標 | 少陽 | 陽明 | 太陽 | 厥陰 | 少陰 | 太陰 |
| 中氣 | 厥陰 | 太陰 | 少陰 | 少陽 | 太陽 | 陽明 |

張介賓曰：「臟腑經絡之標本，臟腑為本居裏，十二經為標居表，表裏相絡者為中氣居中。所謂相絡者，乃表裏互相維絡，如是太陽膀胱經絡於腎，足少陰腎經亦絡於膀胱也。餘仿此。」（《類經圖翼‧經絡》）

### 表十二　人體經絡臟腑與標本中氣的相應關係表

| 本 | 臟腑 | 心 | 腎 | 心包 | 肝 | 小腸 | 膀胱 | 大腸 | 胃 | 三焦 | 膽 | 肺 | 脾 |
|---|---|---|---|---|---|---|---|---|---|---|---|---|---|
| 標 | 經絡 | 手少陰 | 足少陰 | 手厥陰 | 足厥陰 | 手太陽 | 足太陽 | 手陽明 | 足陽明 | 手少陽 | 足少陽 | 手太陰 | 足太陰 |
| 中氣 | 表里經脈 | 手太陽 | 足太陽 | 手少陽 | 足少陽 | 手少陰 | 足少陰 | 手太陰 | 足太陰 | 手厥陰 | 足厥陰 | 手陽明 | 足陽明 |

《素問·至真要大論》説:「知標與本,用之不殆……不知是者,不足以言診,足以亂經……夫標本之道,要而博,小而大,可以知百病之害。」説明這一理論在臨證中的重要價值。

在標本中氣理論中,《素問·至真要大論》還提出了一個「標本從化」問題。文曰:「少陽太陰從本。少陰太陽從標、從本。陽明厥陰不從標本,從乎中也。」

其規律是:

1. **標本同氣,皆從本化**:「同氣」指五行屬性相同。如少陽為標,屬陽,而其本為火亦為陽,則視為「同氣」。從本而化,指疾病易發暑熱(火)性質證候。

2. **標本異氣,從本從標**:如少陰為標,屬陰,而其本為火,屬陽,此即「標本異氣」。其疾病或發生暑熱性質(熱化),或發生虛寒性質(寒化)兩種不同證候。

3. **陽明厥陰,從乎中氣**:陽明,其本為燥,陽明之中氣,為太陰(其本為濕)。標本中氣皆不同,則從乎中氣。厥陰,為標屬陰,其本為風屬陽,厥陰之中氣,為少陽,標本中氣皆不同,則從乎中氣。從中氣而化,意味着轉化。張介賓説:「陽明之中,太陰濕土,燥從濕化;厥陰之中,少陽相火,木從火化。故陽明厥陰,從乎中氣。」(見《類經圖翼·經絡》)

# 第十章

# 運氣病患的預防與養護

運氣學說是以宇宙自然法則為大法的醫學體系。在這一體系中，包括對生命和疾病的認識，以及獨特的保健防病方法 —— 養生學說。《素問・四氣調神大論》有言：「故陰陽四時者，萬物之終始也，死生之本也，逆之則災害生，從之則苛疾不起，是謂得道」。此「道」就是指「養生之道」，也必然遵從天地之道也。

中醫學崇尚且敬重養生，也體現了中華傳統文化中敬畏生命和珍愛生命的理念。養生的最終目標是謂「得道」，最高標準謂之「道生」。所謂道，其最高法則即是「法天則地」，是上應天光星辰歷紀，下副陰陽四時五行，以宇宙自然法則為大法的防病保健法。

中醫養生學之所以重視陰陽四時的時序特徵，是因為時序不僅記錄了自然界生、長、壯、老、已的生化規律，也記錄着人體生命的軌跡和歷程。

有謂「人以天地之氣生，四時之法成」，人正是在陰陽四時的大自然環境和時間過程中，生命才得以誕生。因此，養生保健也應該順應大自然的規律。

治病後，為了使身體得以盡早康復，除了針藥協助外，「勿違其時」也非常重要，包括方藥、針穴的選擇和適時的必養、必和。

茲將七篇曾提及配合不同歲運或司天之氣以作調養的飲食氣味宜忌記述如下。

## 表一　歲穀與間穀《素問‧六元正紀大論》

| 司天 | 歲宜 | 《黃帝內經素問補注釋文》王冰 | 《類經》張景岳 | 《黃帝內經素問校注語譯》郭靄春 |
|---|---|---|---|---|
| 太陽司天 | 其穀玄黅，其政肅，其令徐。<br><br>故歲宜苦以燥之、溫之，必折其鬱氣，先資其化源，抑其運氣，扶其不勝，無使暴過而生其疾，食歲穀以全其真，避虛邪以安其正。 | 「天氣正氣之所生、長、化、成也。黅，黃也。」<br>「歲穀，謂黃色、黑色穀也」<br>「化源，謂九月迎而取之，以補心火。」新校正注曰：「瀉水所以補火也。」<br>「太角歲脾不勝，太徵歲肺不勝……然太陽司天五歲之氣通宜先助心，後扶腎氣。」 | 「歲穀，即上文玄黅也。其得歲氣最濃，故能全真。」<br>「寒水司天，濕土在泉，濕宜燥之，寒宜溫之。味必苦者，苦從火化，治寒以熱也。」<br>「玄應司天，黅應在泉，本年正氣所化。」 | 「同時應食用與歲氣相合的青色、黃色的穀類，以保全真氣。」 |
| 陽明司天 | 燥極而澤，其穀白丹，間穀命太者，其耗白甲品羽，金火合德，上應太白熒惑。<br><br>其病溫，故食歲穀以安其氣，食間穀以去其邪，歲宜以鹹、以苦、以辛，汗之、清之、散之，安其運氣，折其鬱氣，資其化源。 | 「命太者，謂前文太角商等氣之化者。間氣化生，故云間穀也。」<br>「化源，謂六月迎而取之也。」新校正注曰：「按金旺七月，故逆於六月瀉金氣。」 | 「白應司天，丹應在泉，正氣所化，即歲穀也。」<br>「命其太者，則當以在泉之間氣，命其穀也。左為太陰，其色黃；右為厥陰，其色蒼。是蒼黃二色者，為本年之間穀，此以上下言也。」<br>「然本篇凡不及之歲則言間穀，而太過之歲則無，似又以勝制之氣為間穀也。如卯酉年，金氣不及，則火勝木強，其穀丹蒼也。巳亥年，木氣不及，則金勝土強，其穀白黃也。丑未年土氣不及，則木勝水強，其穀蒼黑也。」 | 「正氣所化的歲穀是紅白二色，其間穀是感受太過的間氣而成熟的。」<br>「在這樣的年份應吃紅色或白色的歲穀，以安定正氣，吃間穀以驅除邪氣。」 |
| 少陽司天 | 其穀丹蒼，其政嚴，其令擾。<br><br>抑其運氣，贊所不勝，必折其鬱氣，先取化源，暴過不生，苛疾不起。故歲宜鹹辛宜酸，滲之泄之，漬之發之，觀氣寒溫以調其過。 | 《黃帝內經素問》載新校正云：「詳此不言食歲穀間穀者，蓋此歲天地氣正，上下通和，故不言也。」 | 丹應司天，蒼應在泉。<br>相火司天，風木在泉，鹹從水化，能勝火也，辛從金化能勝木也。<br>酸從木化，順木火之性也滲之、瀉之，所以去二便之實也漬之、發之，所以去腠理之邪也。 | 「木火互相配合發揮作用，它相應於上的，是熒惑（火）歲星（木），它應於穀物是紅色、深青色。」 |

| 司天 | 歲宜 | 《黃帝內經素問補注釋文》王冰 | 《類經》張景岳 | 《黃帝內經素問校注語譯》郭靄春 |
|---|---|---|---|---|
| 太陰司天 | 其穀玄黅，其政肅，其令徐。<br><br>故有餘宜高，不及宜下，有餘宜晚，不及宜早，土之利，氣之化也，民氣亦從之，間穀命其太也。<br><br>必折其鬱氣，而取化源，益其歲氣，無使邪勝，食歲穀以全其真，食間穀以保其精。故歲宜以苦燥之溫之，甚者發之泄之。 | 「九月化源，迎而取之，以補益也。」 | 「有餘不及，言穀氣也。凡歲穀間穀，色味堅脆，各有氣衰氣盛之別。本年寒政太過，故穀氣有餘者，宜高宜晚，以其能勝寒也。不及者宜下宜早，以其不能勝寒也。民之強弱，其氣亦然。」<br><br>「以苦燥之溫之，苦從火化，燥以治濕，溫以治寒也。發之泄之，發散可以逐寒，滲泄可以去濕也。」 | 「其應於穀物為黃色和黑色。」<br><br>「服食歲穀以保全真氣，服食間穀以保全精氣。」 |
| 少陰司天 | 其政明，其令切，其穀丹白。<br><br>必抑其運氣，資其歲勝，折其鬱發，先取化源，無使暴過而生其病也。食歲穀以全真氣，食間穀以辟虛邪。歲宜鹹以軟之，而調其上，甚則以苦發之，以酸收之，而安其下，甚則以苦泄之。 | 「（化源）先於年前十二月，迎而取之。」 | 「鹹從水化，故能堅。以調和在上之君火。」<br><br>「苦發之，可以散火。酸收之，可以補金。平其上之君火，則下之燥金得安矣。」<br><br>「熱燥甚者，非苦寒泄之不可。」 | 「天氣的佈化光明，地氣的表現急切，其應於穀物是紅色、白色。」<br><br>「服食歲穀以保全真氣，服食間穀以預防邪氣。」 |
| 厥陰司天 | 其政撓，其令速，其穀蒼丹，間穀言太者，其耗文角品羽。<br><br>其病溫厲，必折其鬱氣，資其化源，贊其運氣，無使邪勝，歲宜以辛調上，以鹹調下，畏火之氣無妄犯之。 | 「化源，四月也，迎而取之。」 | | 「風的權職是擾亂的，火的作用是急速的，其應於穀物是深青色和紅色，間穀是感受太過間氣而成熟的。」 |

## 表二　六十甲子運氣與藥食宜速查表

| 天干 | 甲 | | | 乙 | | | 丙 | | | 丁 | | | 戊 | | |
|---|---|---|---|---|---|---|---|---|---|---|---|---|---|---|---|
| 地支 | 子 午 | | | 丑 未 | | | 庚 申 | | | 卯 酉 | | | 辰 戌 | | |
| | 上 | 中 | 下 | 上 | 中 | 下 | 上 | 中 | 下 | 上 | 中 | 下 | 上 | 中 | 下 |
| 運氣 | 少陰火 | 太宮土運 | 陽明金 | 太陰土 | 少商金運 | 太陽水 | 少陽相火 | 太羽水運 | 厥陰木 | 陽明金 | 少角木運 | 少陰火 | 太陽水 | 太征火運 | 太陰土 |
| 藥食宜 | 鹹寒 | 苦熱 | 酸熱 | 苦熱 | 酸熱 | 甘熱 | 鹹寒 | 鹹溫 | 辛溫 | 苦小溫 | 辛和 | 鹹寒 | 苦溫 | 甘和 | 甘溫 |

| 天干 | 己 | | | 庚 | | | 辛 | | | 壬 | | | 癸 | | |
|---|---|---|---|---|---|---|---|---|---|---|---|---|---|---|---|
| 地支 | 巳 亥 | | | 午 子 | | | 未 丑 | | | 申 寅 | | | 酉 卯 | | |
| | 上 | 中 | 下 | 上 | 中 | 下 | 上 | 中 | 下 | 上 | 中 | 下 | 上 | 中 | 下 |
| 運氣 | 厥陰木 | 少宮土運 | 少陽相火 | 少陰火 | 太商金運 | 陽明金 | 太陰土 | 少羽水運 | 太陽水 | 少陽相火 | 太角木運 | 厥陰木 | 陽明金 | 少徵火運 | 少陰火 |
| 藥食宜 | 辛涼 | 甘和 | 鹹寒 | 鹹寒 | 辛溫 | 酸溫 | 苦和 | 苦熱 | 苦和 | 鹹寒 | 酸和 | 辛涼 | 苦小溫 | 鹹溫 | 鹹寒 |

| 天干 | 甲 | | | 乙 | | | 丙 | | | 丁 | | | 戊 | | |
|---|---|---|---|---|---|---|---|---|---|---|---|---|---|---|---|
| 地支 | 戌 辰 | | | 亥 巳 | | | 子 午 | | | 丑 未 | | | 寅 申 | | |
| | 上 | 中 | 下 | 上 | 中 | 下 | 上 | 中 | 下 | 上 | 中 | 下 | 上 | 中 | 下 |
| 運氣 | 太陽水 | 太宮土運 | 太陰土 | 厥陰木 | 少商金運 | 少陽相火 | 少陰火 | 中太羽水運 | 陽明金 | 太陰土 | 少角木運 | 太陽水 | 少陽相火 | 太徵火運 | 厥陰木 |
| 藥食宜 | 苦熱 | 苦溫 | 苦溫 | 辛涼 | 酸和 | 鹹寒 | 鹹熱 | 鹹寒 | 酸溫 | 苦溫 | 辛溫 | 甘熱 | 鹹寒 | 甘和 | 辛涼 |

（續表二）

| 天干 | 己 | | | 庚 | | | 辛 | | | 壬 | | | 癸 | | |
|---|---|---|---|---|---|---|---|---|---|---|---|---|---|---|---|
| 地支 | 卯 | 酉 | | 辰 | 戌 | | 巳 | 亥 | | 午 | 子 | | 未 | 丑 | |
| | 上 | 中 | 下 | 上 | 中 | 下 | 上 | 中 | 下 | 上 | 中 | 下 | 上 | 中 | 下 |
| 運氣 | 陽明金 | 少宮土運 | 少陰火 | 太陽水 | 太商金運 | 太陰土 | 厥陰木 | 少羽水運 | 少陽相火 | 少陰火 | 太角木運 | 陽明金 | 太陰土 | 少徵火運 | 太陽水 |
| 藥食宜 | 苦小溫 | 甘和 | 鹹寒 | 苦熱 | 辛溫 | 甘熱 | 辛涼 | 苦和 | 鹹寒 | 鹹寒 | 酸涼 | 酸溫 | 苦溫 | 鹹溫 | 甘熱 |

| 天干 | 甲 | | | 乙 | | | 丙 | | | 丁 | | | 戊 | | |
|---|---|---|---|---|---|---|---|---|---|---|---|---|---|---|---|
| 地支 | 申 | 寅 | | 酉 | 卯 | | 戌 | 辰 | | 亥 | 巳 | | 子 | 午 | |
| | 上 | 中 | 下 | 上 | 中 | 下 | 上 | 中 | 下 | 上 | 中 | 下 | 上 | 中 | 下 |
| 運氣 | 少陽相火 | 太宮土運 | 厥陰木 | 陽明金 | 少商金運 | 少陰火 | 太陽水 | 太羽水運 | 太陰土 | 厥陰木 | 少角木運 | 少陽相火 | 少陰火 | 太徵火運 | 陽明金 |
| 藥食宜 | 鹹寒 | 鹹和 | 辛涼 | 苦小溫 | 苦和 | 鹹寒 | 苦熱 | 鹹溫 | 甘熱 | 辛涼 | 辛和 | 鹹寒 | 鹹寒 | 甘寒 | 酸溫 |

| 天干 | 己 | | | 庚 | | | 辛 | | | 壬 | | | 癸 | | |
|---|---|---|---|---|---|---|---|---|---|---|---|---|---|---|---|
| 地支 | 丑 | 未 | | 庚 | 申 | | 卯 | 酉 | | 辰 | 戌 | | 巳 | 亥 | |
| | 上 | 中 | 下 | 上 | 中 | 下 | 上 | 中 | 下 | 上 | 中 | 下 | 上 | 中 | 下 |
| 運氣 | 太陰土 | 少宮土運 | 太陽水 | 少陽相火 | 太商金運 | 厥陰木 | 陽明金 | 少羽水運 | 少陰火 | 太陽水 | 太角木運 | 太陰土 | 厥陰木 | 少徵火運 | 少陽相火 |
| 藥食宜 | 苦熱 | 甘和 | 甘熱 | 鹹寒 | 辛溫 | 辛涼 | 苦小溫 | 苦和 | 鹹寒 | 苦溫 | 酸和 | 甘溫 | 辛涼 | 鹹和 | 鹹寒 |

第十一章

現代對運氣學說
若干問題的研究

對於運氣學說中的若干理論或說法，如「天以六為節、地以五為制」；「司天、在泉」或甲子週期；干支曆法與六氣；五運運行週期對應關係的設定等問題，有何依據？研究者又如何進行解讀？

以下匯集了研究者的一些認識或見解。總的來說，研究者多是從天文學和氣象學角度進行探索。

# 一、「天圓地方」的自然觀

「天圓」是古人對大地與地外太空的樸實描述，這是由於地球自轉產生的視覺效應。太陽東升西降、東出西入的視覺（即太陽的周日視運動）產生了「天圓」之說。而大地則是以東、西、南、北四方度量的，所以稱「地方」，地方也代表地是平面的。

天道圓，一半在地上（天），一半在地平面（地），故六氣有司天和在泉之分。而左、右間氣的區分，也是因人分別視向北面（或曰俯視），或視向南面（或曰仰視）兩臂伸展的位置而作出判斷。參見下圖：

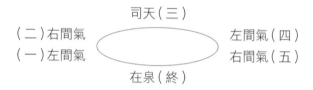

司天（三）

（二）右間氣            左間氣（四）
（一）左間氣            右間氣（五）

在泉（終）

（説明：司天面北（俯視，即視向下）、在泉面南（仰視，即視向上），所以如此排列。）

《呂氏年歲・圜道》説：「天道圓，地道方。聖王法之，所以立上下。」從南面向於內，就是面向於地或向於北，故「皆曰北面」。從北面向於外，就是面向於天或面向於南，故「皆曰南面」。

《素問》的「南北政」説也即源於此。因天寒地熱，故「面北」曰南政，「面南」曰北政。地道方，故五運有地理之東、西、南、北、中五方。若以五運言南北政，面向於內為中心，屬土，故王冰、張景岳等醫家以「土運」為南政，其餘四運（木、火、金、水）為北政。但南政是面北，北政是面南，故而。

若論四方應四時，沈括説得更清楚，他在《渾儀議》中引用《內經》中的一段話：「立於午而面子，立於子而面午，至於自卯而望酉，自酉而望卯，皆曰北面。立於卯而負酉，立於酉而負卯」。這就確定了：南—午、北—子、東—卯、西—酉，時間與方位的配合。

《內經》將一日計為十二個時辰，用十二地支標記之。如《靈樞・衛氣行》説：「日有十二辰，子午為經，卯酉為緯」。此以子午線分夜半與日中之陰陽，以卯酉線分日夜之陰陽。以每日太陽午時的時間為午正，每一時辰約合今日兩小時。

# 二、天數六、地數五的由來

《素問‧天元紀大論》說：「天以六為節，地以五為制。周天氣者，六期為一備；終地紀者，五歲為一周」。

「天以六為節，地以五為制」表明了五運與六氣這兩個層面流動之氣流的運行週期並不相同。

關於天數六、地數五的依據，筆者認為仍然與天文觀測和計算有密切關係。地球自轉週期約為 23 時 56 分 4 秒平太陽時。地球公轉的軌道是橢圓的，公轉週期為一恆星年，公轉平均速度為每秒 29.79 公里。黃道與赤道交角（黃赤交角）為 23°27'。地球自轉和公轉運動的結合，產生了地球上的晝夜交替、四季變化和五帶（熱帶、南北溫帶和南北寒帶）的區分。

一年中，冬至日間最短，夜間最長。從冬至到夏至日間漸長，夜漸短為陽。夏至日間最長，夜間最短。從夏至到冬至日間漸短，夜漸長為陰。這樣，冬至、春分、夏至、秋分就將太陽週年視的黃道一分為四時，即《周易》所說的「四象」。就是說，太陽的週年視運動和太陽的週日視運動一樣有四象之分。

太陽在黃道上的運行（地球公轉）與地球的氣候結合，形成了中國地域的「二十四節氣」，即是「八正」，分為：四立（立冬、立春、立夏、立秋）、二分（春分、秋分）和二至（冬至、夏至），這也是運氣學說以「六氣」分辨運氣時段的基礎。

三陰三陽的六氣，每氣主持 60 日零 87.5 刻，即：60.875 日 ×6=365.25 日 = 回歸年。

　　五運的木、火、土、金、水各運分別主持 73 日零 5 刻，即：73.05×5=365.25 日 = 回歸年。

　　度量方位的子、午、卯、酉是真地平坐標系，表示地平空間的五方方位。子北、午南、卯東、酉西；辰、戌、丑、未是赤道坐標系，表示地氣，故《內經》稱辰、戌、丑、未皆屬五行之「土」，所以地氣以五為制。

　　有些研究者從更遙遠的冰河期劃分起始，説明中醫學術發展長河中天文氣象變化對運氣學的影響。對人類歷史影響最大，並有史可考的是小冰河期，小冰河期會導致地球氣溫大幅度下降，使全球糧食大幅度減產，由此引發社會劇烈動盪，人口鋭減。

　　從竺可楨寫的中國氣象史的數據中，可以知道中國歷史上幾次最大規模的社會動亂時期，確實和四次小冰河期有密切關係，而不完全是吏治失敗所引起。

　　殷商末期到西周初年是第一次小冰河期；東漢末年、三國、西晉是第二次小冰河期；唐末、五代、北宋初是第三次小冰河期；明末清初是第四次小冰河期。早於竺可楨，清朝的陸九芝在《世補齋醫書‧大司天論》裏把不同醫學流派的形成，與地球氣候運行聯繫在一起。張仲景的《傷寒論》誕生於第二次小冰河期。劉完素的火熱説誕生於第三和第四次小冰

河期中間，氣候溫暖的時期。溫補學派誕生於第四次小冰河期[1]。

關於太陽週期性活動的原因，尚未有定論，但其週期和歲星的公轉週期（11.8 年）比較接近。並且，從天體物理學研究結果來看，木星直徑是太陽的十分之一，密度相近，質量是千分之一，是太陽系其他行星質量總和的 2.5 倍。最重要的是，因此使太陽質心偏移到太陽半徑之外 7%，使太陽也圍繞太陽外的質心作圓周運動。

科學家也表示，木星的半徑已經是行星結構和演化的最大半徑。現在已經發現了比木星僅大 20% 的恆星系主星 OGLE-TR-122[2]。如果木星質量再增加 70 倍，那麼太陽系將成為日、木雙恆星系，可見木星對太陽的影響不能忽略。如果木星對太陽磁場週期的影響是主要原因，那麼，太陽系第二大行星土星，對太陽也有相應的影響。而其週期為 29.45 年，恰好為半甲子，更恰好是木星週期的 2.5 倍。土星與木星形成了 5:2 的共振軌道週期，進一步增加了對太陽的影響。[3] 兩者的最小公倍數 59.9 即為一甲子。從這裏，天數六、地數五

---

1　參考：https://zh.wikipedia.org/wiki/%E5%A4%AA%E9%98%B3%E6%B4%BB%E5%8A%A8#%E5%A4%AA%E9%99%BD%E9%80%B1%E6%9C%9F。

2　參考：https://zh.wikipedia.org/wiki/OGLE-TR-122。

3　參考：https://zh.wikipedia.org/wiki/%E6%9C%A8%E6%98%9F。

的源頭漸漸浮現出來。天數六來源於木星，對氣候影響最強，地數五則來源於土星。

# 三、太陽黑子活動週期<br>與傳染病大流行的相關性研究

天體物理學家研究證實，太陽黑子活動週期約為 11.2 年。從現代醫學的流行性疾病、傳染病和季節多發病的發病規律觀察，顯示了與太陽黑子活動週期相關這個特徵。

黑子看上去就像太陽光球中的一些深暗色斑點，其磁場比周圍強，溫度比周圍低，是主要的太陽活動現象。太陽黑子活動存在着明顯的週期性，平均為 11.2 年，其中，在開始的 4 年左右，黑子會越來越多，活動劇烈，其數值達到極大的那一年稱為「太陽活動峰年」。而隨後的 7 年裏，黑子活動逐漸減弱，數目也越來越少，在達到「極小值」（甚至可為零）的那一年稱為「太陽活動谷年」。

英國的維克拉馬辛哈教授（Chandra Wickramasinghe）指出，太陽黑子曾經是其他幾次流行疾病的罪魁禍首，其中包括 1918 年爆發的毀滅性西班牙流感。那次流感在世界範圍內造成了 2,000 萬（有說 4,000 至 5,000 萬）人死亡。二十世紀分別於 1918 年、1957 年和 1968 年發生了三次流感爆

發。新千年來臨之際，又在大部分西方工業化國家爆發了新的流感。其中除了 1918 年那次大流感在第十五太陽活動週（1909-1919）活躍期末爆發之外，其餘三次均分別於太陽活動的第十九週（1953-1963）和第 20 週（1964-1974）爆發。

2013 年 2 月 25 日，英國《每日郵報》(*Daily Mail*) 報導，美國太空總署宣稱太陽表面形成了一個寬度為地球直徑六倍的巨型太陽黑子。2013 年為太陽黑子峰值年，全球有可能正處於新流感大流行的醞釀期，新的病毒很可能致病率和致死率都很強，有可能引發全球大災難！

近代以來，太陽黑子活動高峰已引起醫學界的高度警覺。多次世界流行性感冒發生與太陽黑子活動的關係，也得到了證實和解釋，並為預測流感流行規律提供了參數。同時，也為其他疾病流行和發生規律的研究提供了思路。

為甚麼太陽黑子活動高峰時，會引發流行性疾病和傳染病發生呢？研究者指出，黑子活動高峰時，太陽會發射出大量的高能粒子流與 X 射線，並引起地球磁暴現象。它們破壞地球上空的大氣層，使氣候出現異常，致使地球上的微生物大量繁殖，為疾病流行創造了條件。另一方面，太陽黑子頻繁活動會引起生物體內物質發生強烈電離現象。例如，紫外線劇增會引起感冒病毒細胞中遺傳因素變異，並發生突變性的遺傳，進而產生一種感染力很強、而人體對它卻無免疫能力的亞型流感病毒。這種病毒一但通過空氣或水等媒介傳播

開去，就會釀成來勢兇猛的流行性感冒。

值得注意的是，一些研究者深入地探討太陽黑子對大自然災害性現象的影響，從側面證實它對地球生物界的關係。

相對於人體而言，太陽黑子週期對氣候的影響更加明顯。

太陽黑子活動的極大值，對比極小值時期（11 年間隔），太陽輻射能量會多 0.1%。而太陽黑子活動減少，已被確認與小冰期中最冷的時期 ── 蒙德極小期（1645-1716）有關。那個時期幾乎沒有觀測到太陽黑子。

從統計數據中發現，地球上降水量增減週期，與太陽黑子活動週期一致，皆為 11 年。

1931 年，中央研究院竺可楨博士發表了一篇論文，當中指出歷史上許多大洪水的時間間隔均為 22 年，也就是太陽磁場變化的全週期。這是世界上第一次提出了降水與太陽活動的相關性，這個重要論點後來得到了證實。

通過洪水與太陽週期的關係，有科學家從岩層化石的水文規律來推斷太陽週期。在約 2 億 4 千萬年前的前二疊紀時期，在卡斯提爾的礦物層顯示有 2,500 年的週期。

另外，由於太陽風暴對宇宙射線的影響，使大氣中碳 -14 的濃度產生變化。科學家透過樹齡學，使用放射性碳的濃度變化，已經重建了近 11,400 年的黑子數目；而化石也記錄了近 700 萬年太陽週期，都是基本穩定於 10.62 年。

此外，L. Rogers 教授在 1926 年提出，霍亂流行與大氣

的絕對濕度有關。1951 年，郁維對上海 1946 至 1950 年霍亂流行的研究證實了 L. Rogers 的觀點。

有些研究者則觀察和計算了太陽黑子週期的短週期、長週期和超長週期。太陽黑子週期並非天體運動週期，其中沒有公式，只有統計學的研究。太陽週期就是平均為 22 年的磁場週期。

但是，因為表現在外的形式，與磁場的關係並不明確，所以一般的說法都是「11 年的太陽週期」。這是對是近 300 年黑子週期的統計結果，一般在 9 至 14 波動，平均為 11.1（正好在 10 和 12 中間），並且可能存在一個 70 至 100 年的長週期，甚至存在一個大概 2,500 年的超長週期，這和運氣理論的超年週期非常相似。自然和生態環境因素現今越來越得到傳染病學家重視。


# 四、運氣學描述的五運和六氣是<br>多種氣象因子的綜合

《內經》中描述六氣氣象常以風、熱、暑、濕、燥、寒為特徵。顯然，提到氣溫的只有熱和寒。暑兼濕熱二義、濕與燥和降水、濕度甚至還與日照、雲量、風速、地溫等有關。五運氣候描述常是春溫、夏熱、長夏濕、秋涼、冬寒。似乎

氣溫因素佔有主導性。其實,在筆者統計的天津地區九十年間氣象數據中,五運太過和不及年度內反映的都是綜合性氣象因素,共同形成了某種氣運特徵。參見下文。

　　從漫長和多發的傳染病史和眾多臨床研究證實,傳染病病原體的生存、繁殖、傳播和擴散,與大自然環境有非常密切的關係。大自然環境絕非僅是氣溫而已,僅從氣象因素而言,也包括濕度、降水、日照、風向、風力、雲量、地溫等五十多種氣象因素。此外,還有天文因素如太陽黑子活動、雷電等,以及地理因素如水文、地貌、地磁、地震等。總而言之,大自然整體環境對病原體產生了重要影響。

　　其實,《黃帝內經》討論外界致病性因素時,提到風、寒、暑、濕、燥、火,也是包括了多項氣象因素而非單一因素。

　　二十世紀八十年代(1984年),筆者曾對天津市九十年間全部氣象數據與五運太過年度進行比較研究,發現需要綜合二十多項氣象因素才能說明五運太過的氣象特徵。請參見以下數據分析和研究。

# 附：九十年間五運太過之紀的氣候研究

孫外主　於天津中醫學院，1984 年 9 月

「五運三紀」是指五運的太過、不及和平氣而言。《素問・五常政大論》稱之為「三氣之紀」。它是運氣學説的最基本內容。《素問・天元紀大論》説：「甲己之歲，土運統之；乙庚之歲，金運統之；丙辛之歲，水運統之；丁壬之歲，木運統之；戊癸之歲，火運統之。」闡明了五運週期的基本規律。

五運「太過」，是指氣運亢盛、超於常度，其標誌因五運不同，各有夭天象、氣象、物象及人體病象特徵。《素問》七篇大論中有形象和具體的説明。

本文以《素問》五運太過之紀的氣象，和自然景觀與現代氣候數據加以對照，探討五運太過的氣候要素。希望對闡明「五運三紀」的本質有一定意義。

文中所引記錄數值及平均值（除五運各紀平均值一項）均摘自天津市氣象局編印的《天津氣候數據 1891-1980（內部數據）。為便於檢閱查對，附表將各運所主的干支紀年，均置算為公元年度，不再一一説明。表中記有「一」符號者，為原數據數值缺失。

## 1. 火運太過與水運太過

### （1）火運太過

《素問》:「歲火太過,炎暑流行」(《氣交變大論》);「炎暑施化,物得以昌」;「其氣高」;「其令鳴顯」;「其德暄暑鬱蒸,其變炎烈沸騰」(《五常政大論》)。

干支紀年:戊辰、戊寅、戊子、戊戌、戊申、戊午。

### （2）水運太過

《素問》:「歲水太過,寒氣流行」(《氣交變大論》);「寒司物化,天地嚴凝」;「其氣堅」;「其令流注,其德凝慘寒霧」;「其變冰雪霜雹」(《五常政大論》)。

干支紀年:丙寅、丙子、丙戌、丙申、丙辰。

### （3）火運及水運太過氣候數據

#### 圖一　紀年及累年年平均氣溫（攝氏度）

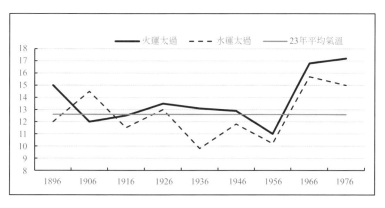

a. 紀年及累年 ≥35° 日數 ≤-10°C 日數、紀年夏冬平均氣溫（C°）見以下表一。

b. 紀年及累年均地溫（C）、年蒸發量（毫米）及日照時數百分率見以下表二。

（4）初步分析

上述數據對比說明，火運之紀是以全年氣溫偏高為主要特徵。如年均氣溫僅兩年略低於 23 年平均值，餘七年皆高於其值。而對照土運、金運、木運太過之紀則均低於火運年度（見以下表四紀平均氣溫項）。週年內 ≥35°C 日數數據說明，火運太過年並無較長期的高溫日，而是呈現年內氣溫普遍偏高。所以，週年內 ≤-10°C 日數明顯少於水運之紀。夏、冬季均氣溫數值也支持上述分析。

火運太過之紀的年均地溫等於或高於 25 年年平均值，並皆高於水運年度。年蒸發量也普遍高於水運之紀。日照時數及平均值也多高於水運之紀和平均值。

總之，氣溫、地溫、蒸發量和日照均偏高，而形成了「炎暑施化、物得以昌」；「其令鳴顯」的氣候特徵和自然景觀。

## 表一　紀年及累年 ≥35°C 日數 ≤-10°C 日數紀年夏、冬季平均氣溫

| 氣運 | 年度 | ≥35°C 日數 | ≤-10°C 日數 | 夏季平均氣溫 | 冬季平均氣溫 |
|------|------|-----------|------------|------------|------------|
| 火運太過 | 1938 | 6 | 11 | 28.9 | 2.6 |
| | 1948 | 17 | 4 | 30.3 | 3.0 |
| | 1958 | 10 | 9 | 28.5 | -2.5 |
| | 1968 | 15 | 36 | — | — |
| | 1978 | 5 | 12 | — | — |
| 水運 | 1936 | 26 | 2 | 30.0 | -5.2 |
| | 1946 | 29 | 24 | — | 0.2 |
| 太過 | 1956 | 0 | 43 | 27.7 | -2.2 |
| | 1966 | 4 | 23 | — | — |
| | 1976 | 3 | 20 | — | — |

## 表二　紀年及累年平均地溫（C）、年蒸發量（毫米）及日照時數百分率

| 氣運 | 年度 | 平均地溫 | 年蒸發量 | 日照時數 % | |
|------|------|---------|---------|-----------|---|
| 火運太過 | 1938 | — | — | 2,498.0 | 56 |
| | 1948 | — | 1,775.7 | 2,713.7 | 61 |
| | 1958 | 14.2 | 2,009.1 | 2,936.6 | 66 |
| | 1968 | 14.9 | 2,043.1 | 2,783.3 | 53 |
| | 1978 | 14.0 | 1,662.6 | 2,646.8 | 60 |
| 水運太過 | 1936 | — | — | 2,614.0 | 59 |
| | 1946 | — | 1,569.1 | 1,882.0 | 42 |
| | 1956 | — | 1,757.7 | 2,888.4 | 65 |
| | 1966 | 13.4 | 1,702.2 | 2,590.3 | 58 |
| | 1976 | 13.6 | 1,579.7 | 2,415.2 | 53 |
| 16-30 年平均值 | | 14.0 | 1,840.7 | 2,724.4 | 61 |

水運太過之紀則以氣溫偏低為主要特徵。年均氣溫有五年低於 23 年平均值。餘下三年低於火運太過之紀，但高於平均值。≤-10°C 日數和冬季季均氣溫數值突出呈現了有寒氣流行特點。地溫在兩年紀錄中，也均低於 16-30 年平均值，說明本紀全年內氣溫也是偏低的。有五年紀錄的日照時數，其中四年低於 30 年平均值。蒸發量四年記錄也均低於其值。

綜合上述各項氣候因素，就形成了「天地嚴凝」；「寒氣流行」這一景象的氣候特徵。

## 2. 土運太過與金運太過

### （1）土運太過

《素問》：「歲土太過，雨濕流行」（《氣交變大論》）；「煙埃朦鬱，見於厚土，大雨時行，濕氣乃用，燥政乃辟」；「其德柔潤重淖」（《五常政大論》）。

干支紀年：甲子、甲戌、甲申、甲午、甲辰、甲寅。

### （2）金運太過

《素問》：「歲金太過，燥氣流行」（《氣交變大論》）；「天氣潔、地氣明」；「燥行其政，物以司成」；「其氣削、其政肅、其令銳切」；「其德霧露蕭瑟，其變肅殺凋零」（《五常政大論》）。

干支紀年：庚子、庚戌、庚申、庚午、庚辰、庚寅。

（3）土運與金運太過之紀氣候數據

### 圖二　紀年及累年降水總量（毫米）

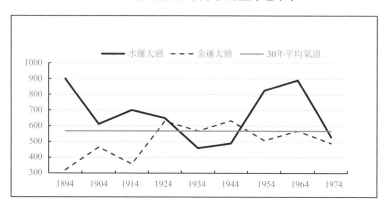

### 表三　紀年及累年降水情況年均總雲量、年均相對濕度、
### 年蒸發量、陰晴天及旱風日數

| 氣運 | 年度 | ≥25mm 日數 | ≥50mm 日數 | 年均總雲量 | 蒸發量（mm） | 年均相對濕度（％） | 晴天日 | 陰天日 | 旱風日 |
|---|---|---|---|---|---|---|---|---|---|
| 土運太過 | 1924 | 8 | 2 | — | — | — | — | — | — |
| | 1934 | 2 | 1 | 4.7 | — | 56 | 119 | 97 | 7 |
| | 1944 | 5 | 2 | 3.8 | 1,910.4 | 65 | 141 | 50 | 3 |
| | 1954 | 11 | 4 | 4.7 | 1,645.8 | 62 | 97 | 69 | 4 |
| | 1964 | 10 | 2 | 5.6 | 1,402.3 | 71 | 206 | 120 | — |
| | 1974 | 5 | 2 | 4.9 | 1,745.8 | 160 | 232 | 80 | — |
| 金運太過 | 1930 | 7 | 3 | — | — | — | — | — | — |
| | 1940 | 6 | 2 | 4.4 | 1,949.3 | 64 | 116 | 70 | 10 |
| | 1950 | 6 | 1 | 4.5 | 1,724.9 | 69 | 125 | 85 | 1 |
| | 1960 | 5 | 1 | 4.9 | 2,014.4 | 63 | 111 | 80 | 14 |

（續表三）

| 氣運 | 年度 | ≥25mm 日數 | ≥50mm 日數 | 年均總雲量 | 蒸發量（mm） | 年均相對濕度（%） | 晴天日 | 陰天日 | 旱風日 |
|---|---|---|---|---|---|---|---|---|---|
| | 1970 | 7 | 2 | 4.9 | 1,656.6 | 63 | 242 | 87 | — |
| | 1980 | 3 | 1 | 4.4 | 1,535.7 | 62 | 265 | 60 | — |
| 16-30 年平均值 | | — | — | 4.7 | 1,840.7 | 62 | 104.5 | 77.8 | — |

### （4）初步分析

通過上述各項數據對比，可以初步認為，土運太過之紀是以降水量增多為主要氣候特徵。如圖二顯示，本紀有六年降水量超過 30 年平均值。降水量 ≥25mm 和 ≥50mm 日數，累計分別為 41 和 13；多於金運累計日數的 37 和 10。這與文獻描述的「大雨時行」相符，但年均相對濕度數值並未顯示空氣濕度增高現象，這與通常理解「濕氣乃用」為濕度增高不符。

總雲量的五年紀錄數值其中四項高於平均值，而金運太過之紀卻有四項低於其值。陰天日數土運紀多於金運紀，晴天日和旱風日（註：每日 13 時記錄相對濕度 ≥40%、氣溫 ≥5°C、風速 5m/ 秒以上，同時記錄為一旱風日）均少於金運年。

降水量多、總雲量多、陰天日多而蒸發量少，則綜合構成了「煙埃朦鬱」，「雨濕流行」的氣象與景觀。

金運之紀是以降水量減少為主要特徵。圖二顯示本紀的降水量九年中有七年低於 30 年平均值，兩年接近或略高於其值。平均總雲量其中四年低於平均值，晴天日則歷年均高於平均值。有三年紀錄的旱風日，兩年多於土運之紀。蒸發量數值顯示與土運年相比並無明顯差異。

降水量減少、總雲量減少、晴天日多、旱風日較多而蒸發量並不減少，則綜合構成了「燥氣流行」的氣候特徵和「天氣潔，地氣明」的自然景象。

## 3. 木運太過

《素問》：「歲木太過、風氣流行」(《氣交變大論》)；「土疏泄，蒼氣達，陽和布化」；「其化生，其氣美，其政散，其令條舒」；「其德鳴靡啟拆」《五常政大論》。

### （1）木運太過之氣候數據

#### 表四　五運太過之紀平均氣溫、平均地溫和風速

| 均值平紀<br>氣運 | 氣溫 | 地溫 | 風速（米／秒） |
|---|---|---|---|
| 木運 | 14.1 | 14.7 | 2.96 |
| 火運 | 14.3 | 14.5 | 2.70 |
| 土運 | 13.7 | 13.4 | 2.80 |

（續表四）

| 均值平紀\n氣運 | 氣溫 | 地溫 | 風速（米／秒） |
|---|---|---|---|
| 金運 | 13.8 | 13.6 | 2.90 |
| 水運 | 13.7 | 13.5 | 2.80 |
| 23-26 年平均值 | 12.9 | 14.0 | 3.00 |

## 表五　五運太過之紀及累年平均氣壓、
## 極端最高和極端是低氣壓（毫巴）

| 氣運 | 年度 | 年平均氣壓 | 極端最高氣壓 | 極端最低氣壓 |
|---|---|---|---|---|
| 木運 | 1932 | 1,013.7 | 1,038.1 | 981.7 |
| | 1942 | 1,014.2 | 1,041.0 | 987.3 |
| | 1952 | 1,015.4 | 1,041.7 | 991.1 |
| | 1962 | 1,016.1 | — | — |
| | 1972 | 1,016.5 | — | — |
| 大運 | 1938 | 1,014.4 | 1,043.8 | 992.2 |
| | 1948 | 1,015.3 | 1,045.7 | 899.9 |
| | 1958 | 1,017.1 | 1,044.1 | 993.9 |
| | 1968 | 1,016.4 | — | — |
| | 1978 | 1,016.4 | — | — |
| 金運 | 1940 | 1,014.3 | 1,039.5 | 993.6 |
| | 1950 | 1,014.4 | 1,038.3 | 992.6 |
| | 1960 | 1,016.4 | 1,045.1 | 992.6 |
| | 1970 | 1,017.4 | — | — |
| | 1980 | 1,016.3 | — | — |

（續表五）

| 氣運 | 年度 | 年平均氣壓 | 極端最高氣壓 | 極端最低氣壓 |
|---|---|---|---|---|
| 土運 | 1934 | 1,041.8 | 1,041.3 | 684.3 |
| | 1944 | 1,015.3 | 1,039.5 | 993.6 |
| | 1954 | 1,015.3 | 1,041.5 | 992.5 |
| | 1964 | 1,018.1 | — | — |
| | 1974 | 1,016.8 | — | — |
| 水運 | 1936 | 1,614.5 | 1,039.3 | 987.9 |
| | 1946 | 1,014.1 | 1,041.7 | 990.1 |
| | 1956 | 1,016.6 | 1,043.8 | 993.1 |
| | 1966 | 1,015.6 | — | — |
| | 1976 | 1,017.0 | — | — |
| 25 年平均值及最高最低值 | | 1,016.6 | 1,047.4 | 961.7 |

（2）初步分析

上述數據表明，木運太過之紀以氣溫適中、氣壓偏低和多風為主要特徵。表四顯示紀平均風速大於其他氣運之紀。但是，週年內 ≥8.0 米 / 秒、≥3.9 米 / 秒和 ≥7.2 米 / 秒的日數，以及極端最大風速諸項，均未顯示多於其他氣運的數值（從略）。這說明「風氣流行」的實際含義可能是低速有風日較多而不集中，表現和風持續、氣流暢達之象。

三項氣壓數據表明，本紀五年年均氣壓均低於 25 年平均值。三年記錄的極端最高和最低氣壓值也普遍低於其他氣運

之紀。這種低氣壓與低速風並行的氣候，可能形成了《素問》所描述的「蒼氣達」；「其政散、其令條舒」的氣象。

表四的氣溫和地溫數值表明，木運太過之紀氣溫適中，介於火運與水運太過之紀之間，屬溫和氣候。

綜合低速風多、氣壓偏低、氣溫和地溫適中等氣候因素，就形成了「陽和布化」、「萬物以榮」、「其化生，其氣美」的氣象和自然景觀。

## 4. 討論

（1）本文通過對比和分析九十年間 45 個五運太過之紀的 24 項氣候觀測記錄，初步證實五運太過之紀具有較明確的氣候要素。《素問》描述的氣象特徵和自然景觀，也可以用現代氣候數據作出基本解釋，雖然數據年限尚短，又僅僅分析了太過之紀，但在一定程度上反映了「五氣運行」的準週期現象和客觀性。筆者認為，累積並分析更多年和更多區域的氣候數據，繼續探索「五運三紀」和「六氣常變」的氣候要素及其週期，可破究運氣學說的基礎，這將使長達千百年的運氣學說「存廢」之爭，有令人信服的結論。

（2）一般認為，木、火、土、金、水五氣來源於五方，是構成氣候變化的地面因素（六氣是空間因素），而五氣的依次運行，產生了超年度的氣候週期變化。但這只是一種準週期。

因此,《素問》提出同一氣的運行,有「其德」(特性),又有「其變」(變異)。據筆者初步統計,氣候要素觀測值與文獻描述的氣候特徵符合率達 83%。由於氣候是多因素形成的綜合分析,如文中那樣,故其符合程度可能還要高於上述比率。

(3)天津市氣象測站位於北緯 39°08'、東經 117°06' 和北緯 39°06'、東經 117°10',這一地方數據對疆域遼闊、氣候多樣的中國有多大代表性,是一個值得探討的問題。筆者根據中國季風氣候特點和自然氣候區域劃分,初步認為《素問》描述的五運週期變化景象,基本符合竺可禎所論氣候區域中的「中國中部類」(或稱長江流域類)和「中國北部類」兩個區域。[4] 其中包括江蘇、安徽、江西、湖南、陝西、山西、河南、河北、山東各省的部分和大部分地區,因此上述數據及其分析,在中國具有一定區域的代表性。

---

4　見〈中國氣候概論〉、〈中國氣候區域論〉,載於《竺可禎文集》,
　　1979 年初版,北京:科學出版社。

第十二章

古今醫家醫話
及臨床醫案選輯

# 一、醫話

（1）李東垣《內外傷辨惑論》載：「向者壬辰改元，京師戒嚴，迨三月下旬，受敵者凡半月。解圍之後，都人之不受病者，萬無一二，既病而死者，繼踵而不絕。都門十有二所，每日各門所送，多者二千，少者不下一千，似此者，幾三月」。

李氏值傷濕用事，脾胃陽氣受損。李氏學生王好古創「神朮湯」治初起者，多用蒼朮、防風、甘草為基本方。

（2）1755年（丙子年），王海藏（好古）治寶豐阿磨堆候君輔之學丞，見身有斑出、神志狂亂，卻用薑附二十餘劑而癒，查自1744年至1804年為太陰濕土司天，太陽寒水在泉。

（3）《續名醫類案・卷五・疫》中記載：「雍正癸丑，疫氣流行，撫吳使者囑葉天士制方救之。葉曰：時毒癘氣，必應司天。癸丑濕土氣化運行，後天太陽寒水，濕寒合德，挾中運之火，流行氣交，陽光不治，疫氣大行。故凡人之脾胃虛者，乃應其癘氣。邪從口鼻皮毛而入。病從濕化者發熱、目黃、胸滿、丹疹、泄瀉。當察其舌色，或淡白，或舌心乾焦者，濕邪猶在氣分，甘露消毒丹治之。若壯熱，旬日不解、神昏譫語、斑疹，當察其舌，絳乾光圓硬，津涸液枯，是寒從火化，邪已入營矣，用神犀丹治之。」

（4）余霖（師愚）《疫疹一得‧論疫疹因乎運氣》記載：「乾隆戊子年，吾邑疫疹流行，一人得病，傳染一家。輕者十生八九，重者十存一二，合境之內，大率如斯。」余氏認為，疫症乃胃受外來之淫熱，非石膏不足以取效，因而制方「清瘟敗毒飲」。該年為少陰君火司天，又為火運太過之紀。有斯證，而見其名方。

（5）紀昀《閱微草堂筆記》：「乾隆癸丑（1793年）春夏間，京中多疫。以張景岳治之，十死八九；以吳又可法治之，亦不甚驗。有桐城一醫（即余霖）以重劑石膏，治馮鴻臚星實之姬，人見者駭異。然呼吸將絕，應手輒痊。踵其法者，活人無算。此亦值五運六氣，適值是年（癸丑年屬火運），未可執為定例（指「清瘟敗毒飲」）也。」

（6）清代著名溫病學家王士雄生於嘉慶十三年（1821年），卒於同治七年（1868年）。在王氏所著《隨息居重訂霍亂論》、《王氏醫案》（續編、三編）及《歸硯錄》中，有很多霍亂病案之症。查王氏載有紀年的醫案中自1821年（辛巳）至1862年（壬戌）的四十年中，第七十六甲子內是少陽相火司天，厥陰風木在泉，所以形成了王氏溫熱病家。在其描述的證候中，也多是火熱抽搐之症。治療也是清熱、解毒、熄風之品。1840年庚子夏，王某患霍亂轉筋，大汗如雨，一息如

絲，王氏用洋參、枇杷葉、龍牡、蠶砂、木瓜、扁豆、苡仁、滑石、桑葉、石斛、豆卷等煎服清熱利濕而癒。

（7）祝味菊（1884-1951）是近代中醫史上一個著名流派「火神派」的代表人物之一，以善用附子，乾薑等熱藥著稱，人譽「祝附子」，屢起危重證，震驚醫林，在中國獨樹一幟，而且代有傳人。曾以附子為主藥挽救清靈派名醫徐小圃之子的高熱神昏重症，使徐氏愧棄清靈派而成溫熱大家。

有人統計祝氏 70 例醫案，其中 62 案用附子，佔88.8%。生附片最高量每劑 24 克，黃附片最高量每劑 30 克，小兒也用至 6-15 克，認為非溫不足以振衰憊，非溫不足以彰氣化。此非祝氏膽識過人，而是自 1924 年之後，大司天氣運為太陽寒水主令。

另外，火神派理論有如下一些特點：崇尚《內經》經典理論，善用仲景之法。辨少陰證猶有心得，附子用量常用至 100克以上，甚至達 300 克，常久煎達三小時以上。以口嚐不麻舌口為度，尊附子為「百藥之長」。用方則多為四逆湯、白通湯、麻黃附子細辛湯等。但辨證精確，不妄用此類方藥。祝氏用附子多配伍磁石、棗仁等。

（8）1956 年為農曆丙申年，該年氣運為少陽相火司天，三之氣的主氣、客氣也是少陽相火，引發了「乙型腦炎」流行。

名醫蒲輔周（1888-1975）根據當年北京氣候偏濕的特點，用白虎湯加用袪濕之藥，療效達 90%。四之氣為陽明燥金，其病隨之消退。

# 二、醫案

## 1. 古代醫案

案一　張從正醫案（《儒門事親・卷六・風形・飧泄三》清・魏之琇）

趙明之，米穀不消，腹作雷鳴，自五月至六月不愈。諸醫以為脾受大寒，故併與聖散子、豆蔻丸，雖止一、二日，藥力盡而復作。諸醫不知藥之非，反責明之不忌口。戴人（張子和）至而笑曰：春傷於風，夏必飧泄。飧泄者，米穀不化，而直過下出也。又曰：米穀不化，熱氣在下，久風入中。中者，脾胃也。風屬甲乙，脾胃屬戊己，甲乙能克戊己，腸中有風故鳴。《經》曰：歲木太過，風氣流行，脾土受邪，民病飧泄。診其兩手脈，皆浮數，為風在表也，可汗之，直斷曰：風隨汗出。以火二盆，暗置床之下，不令病患見火，恐增其熱，招之入室，使服涌劑，以麻黃投之，乃閉其戶，從外鎖之。汗出如

洗，待一時許開戶，減火一半，須臾汗止，泄亦止。

## 案二　余震醫案（《古今醫案按・卷四・虛損》）

南都許輪所孫女，吐血痰嗽六月。診之，兩尺如爛綿，兩寸大而數。余曰：金以火為仇，肺不浮濇，反得洪大，賊脈見矣，秋令可憂。八月初五，復診之，肺之洪者，變為細數，腎之軟者，變為疾勁。余曰：歲在戊午，少陰司天，兩尺不應。今尺當不應而反大，寸當浮大而反沉細。尺寸反者死，肺至懸絕，十二日死。計其期，當死於十六日。然能食者過期，況十六、十七二日皆金，未遽絕也。十八日交寒露，又值火日，《經》曰：手太陰氣絕，丙日篤，丁日死。言火日也。寅時乃氣血注肺之時，不能注則絕，必死於十八日寅時矣。輪所聞之，潸然淚下。以其能食，猶不肯信。果至十八日未曉而終。

## 案三　吳瑭醫案《吳鞠通醫案・卷四・痘症》

男，二十日，風木司天之年，又當風木司令之候，風木內含相火，時有痘疹。無論但受風溫，身熱而不發痘，或因風溫而竟痘發，或發斑疹，皆忌辛溫表藥，惟與辛涼解肌透絡最穩。此時醫所不知，蓋風淫所勝，治以辛涼，佐以苦甘，《內經》之正法也。

苦桔梗三錢　大力子錢半　鮮蘆根五錢　甘草一錢　桑葉三錢　薄荷八分（汗多不用）　連翹三錢　芥穗一錢　銀花

三錢

二帖。此方治初痘起，最能化多為少，涼絡而易出，見點亦服此。二十一日申刻，險兼逆痘二天，痘色焰紅，唇赤舌赤，見點繁瑣，三五成暈，毒參陽位，勉與涼血敗毒。

苦桔梗三錢　地龍三錢　連翹三錢　人中黃三錢　桃仁三錢　生石膏八錢（研）　銀花五錢　犀尖五錢　白茅根三錢　丹皮三錢　生軍三錢（炒黑）　紫花地丁五錢

此案為鈔錄者失去十四帖，大意以犀角地黃湯加連翹、銀花、茅根、細生地等，一味涼血收功。至十五朝猶用犀角，十六朝以辛涼清餘熱，一方服至二十一朝。

（筆者按：此值風火之令，早期當以辛透涼散之法治之，中後期熱入營血，故宜清營涼血之法。本證傳變急速，第二日便見血分之候，是疫邪不循常規傳變的見證。治療要隨病機演變急起而應之。大黃炒黑入血，大劑犀角，入血涼血解毒；桃、龍、丹行血化瘀通絡；又用膏、銀、翹、丁、桔是方兼有從血透氣之意。茅根之用在於淡滲通利，使少陽相火下行，免除在泉之遺患。）

### 案四　張意田醫案《續名醫類案·卷二·厥》

張意田乙酉歲治一人，忽患泄瀉數次，僵僕不省，神昏目瞪，肉瞤口噤，狀若中風。脈之，沉弦而緩，手足不冷，身強無汗，鼻色青，兩頤紅，此肝鬱之復也。用童便慈蔥熱服，

稍醒。繼以羌活、防風、柴胡、鈎籐、香附、梔子之屬，次用天麻白朮湯加歸、芍、丹、梔而愈。

　　張氏解釋其證候，指出乙酉年為金運，陽明燥金司天，金運臨酉為不及，本應草木晚榮（筆者注：不及則被所勝剋制 —— 金剋木，木氣被抑），但去年冬天晴陽無雪，冬不潛藏（筆者注：燥金之氣勝也），故初春主氣風木乘其未藏之令而發生，然而又受燥金之氣所抑，木氣鬱極而發，所以治療上用疏風木、清鬱火兼以培土、舒肝以順春生之氣為治。（筆者按：此案是典型的木鬱之發病例。）

## 2. 現代醫家醫案選

### 案一　吳佩衡醫案

　　患者海某，女，19 歲。因剖腹產失血過多，經輸血後，突然高燒 40℃ 以上。經用青、鏈霉素等治療，體溫降低，一般情況反見惡化，神識昏憒，呼吸困難，白細胞高達 20 × $10^9$／L 以上。因病情危重，不敢搬動，未作 X 線檢查，於 1959 年 1 月 3 日邀吳佩衡（火神派代表人物之一）會診。患者神志不清，面唇青紫灰黯，舌質青烏，鼻翼煽動，呼吸忽起忽落，指甲青烏，脈弦硬而緊，按之無力而空。辨為心腎之陽衰弱已極，已現陽脫之象。治唯扶陽抑陰，強心固腎，主以大

劑四逆湯加肉桂，藥用：附片 150g、乾薑 50g、肉桂（研末，泡水兌入）10g、甘草 20g。

預告病家，服藥後若有嘔吐反應，且吐後痰聲不響，氣不喘促，尚有一線生機。藥後果吐痰涎，神識較前清醒，嗜臥無神，舌尖已見淡紅，苔白滑厚膩，鼻翼不再煽動，咳出大量膿痰，脈象同前。前方加半夏 10g、茯苓 20g、甘草減為 8g。三診時神清，唇舌指甲青紫大退，午後潮熱，仍有咳喘，咯大量膿痰，脈弦滑。前方出入：附片 200g、乾薑 100g、上肉桂（研末，泡水兌入）10g、公丁 5g、法夏、橘紅各 10g、細辛 5g、甘草 8g。

此後病入坦途，諸症均減。經 X 線檢查，雙肺有多個空洞，內容物已大半排空。細菌培養，檢出耐藥性金葡菌，最後診為耐藥性金葡菌急性嚴重型肺膿瘍。仍以附片 150g、乾薑 50g、陳皮、杏仁、炙麻黃各 8g 善後，一週後痊癒。

討論：若從白細胞 20 × $10^9$/ L、咯吐膿痰、肺膿瘍等診治，很可能陷入痰熱蘊肺的辨證，或用些魚腥草、黃芩之類套方，那就很難想像其後果了。

（1）簡介

王某，女，3 歲。四天來高熱、頭痛、嗜睡、抽搐，於 1960 年 9 月 17 日入院，T：40C0，昏迷，頸強直，膝腱反

射亢進，巴氏征、克氏征（＋），末梢白細胞 43,650/mm$^3$（中性 88%，淋巴 12%）；腦脊液：外觀稍混，蛋白微量；糖：陽性；白細胞：2/mm$^3$。

西醫診斷：乙型腦炎。

中醫會診：患兒高熱、神昏、瞀瘛、口噤、無汗、脈數、指紋紫，證為暑痙。

| 1960 年氣運項目 | 分析說明 |
|---|---|
| 大司天值運 | 第七十九甲子 / 下元 / 厥陰風木司天 / 少陽相火在泉 |
| 年度干支 | 庚子 |
| 中運 | 金運太過之年 |
| 五步推運主運 | 少角 →太徵 →少宮 → 太商 → 少羽→（分主一年之中五季常令，起於木角，相對固定，歲歲相同） |
| 五步推運客運 | 太商 →少羽→ 太角 → 少徵 → 太宮 →（以值年歲運為初運，陽太陰少，按相生之序，但是，因值年歲運不同，歲歲不同）各主 73 日零 5 刻 |
| 主氣分主六節 | 厥陰風木初之氣 → 少陰君火二之氣 →<br>少陽相火三之氣 → 太陰濕土四之氣 →<br>陽明燥金五之氣 → 太陽寒水終之氣<br>分主六節，以紀一年之氣，分為六步，分主四時、二十四節氣；用以說明一年內不同季節正常的氣象變化。<br>年年如此，相對固定。各主 60 日零 87.5 刻 |
| 客氣司天在泉間氣 | （地支主歲之氣稱為「司天」，如逢地支為丑、未年主太陰濕土司天；逢子、午年為少陰君火司天）<br>**少陰君火司天**<br>（按三陰三陽排序，與司天之氣相對者即為在泉之氣。司天位當三之氣而在泉則位當終之氣，這是基本規律）<br>**陽明燥金在泉**<br>司天的右、左間氣為二、四之氣「面北而命其位」。而在泉則「面南而命其位」，左、右間氣為初、五之氣，這樣就形成了客氣紀步的規律。<br>初太陽寒水 → 二厥陰風木 → 三少陰君火 → 四太陰濕土 → 五少陽相火 → 終陽明燥金 |

（續上表）

| 客主加臨<br>（客氣與主氣之間<br>的作用關係）<br>有兩種關係 | （主）厥陰風木 → 少陰君火 → 太陰濕土 → 少陽相火 → 陽明燥金 → 太陽寒水<br>（客）太陽寒水 → 厥陰風木 → 少陰君火 → 太陰濕土 → 少陽相火 → 陽明燥金 |
| --- | --- |
| 運氣同化<br>與生剋 | 1. 同天符<br>2. 天刑<br>五運與六氣之間相互交會產生的變化，稱為運氣同化與生剋，共有九種類型 |

### （2）運氣醫案總結分析

a. 發病時間：節氣為大暑一秋分（主運為土運，客運也為土運；主氣太陰濕土；客為陽明燥金），是為濕盛而漸趨燥化之季。

b. 中運庚為陽金，太過之紀，而司天為少陰君火，司天之氣剋伐中運之氣，化為平氣之年，外邪不甚亢盛。平氣之年一般發病較輕，但也有某些病症多見，如説敷和之紀……其病里急支滿；升明之紀……其病瞤瘛等。

c. 患兒發病在下半年，在泉之氣為陽明燥金，中運之氣與在泉之氣同氣化合屬「同天符」之年。這是燥化之象將快速出現的季節。

d. 分析運氣同化，是為司天之氣剋伐中運之氣，命為「天刑」現象，提示火熱之氣偏勝。

總之，運氣表達了患兒發病的氣候特徵是：濕熱交蒸，發病快，病勢急而纏綿，但金氣將至，預後較好。

（3）宛相臣醫生處方

鈎籐 15 克　薄荷 3 克　天麻 6 克（水煎合研）

局方至寶丹 1/4 丸鼻飼

二診：9 月 18 日，仍高熱，昏迷稍減，有痰；

處方：天麻 4.5 克　天竺黃 3 克　膽星 3 克　甘草 3 克　天蟲 6 克

當歸 3 克　杭菊 9 克　川黃連 3 克　水煎送服羚羊角粉 0.3 克

三診：9 月 19 日，熱減，神志未清，間有抽搐，可進半流質。

處方：上方加蠍尾 3 克。服一劑。

四診：9 月 20 日，體溫正常，神志已清，可進飲食。

五診：鈎籐 9 克　天麻 3 克　天竺黃 3 克　膽星 3 克　甘草 3 克

天蟲 3 克　竹葉 1.5 克　杭菊 6 克　燈心 1.5 克，日一劑連服三劑後，痊癒出院。

（4）**按語**

乙腦一證，多屬於中醫學暑溫、暑痙、暑風等範疇，發病季節多夏秋之交，是暑濕交蒸之季，常見偏濕、偏熱或濕熱並重類型。但是，每年發病率、致殘率、死亡率並不同，除了治療佔一小部分因素外，與發病年度外環境 —— 主要是氣候環境有密切關係。本例患兒得以快速痊癒，取決於幾個因素：

a. 本病歲運為平和之紀，邪氣不甚。又值在泉之氣與中運同化，濕邪漸趨燥化有關。天刑之年火熱氣盛，本證為偏熱型。

b. 宛老首先主治在熱極動風、清熱熄風為主，不用安宮而選用至寶，用意在於芳化濕濁，如是濕熱並治，辨證用藥精準。

c. 按《素問·六微旨大論》、《素問·天元紀大論》的意思：「太乙天符」是指既是「天符」，又是「歲會」的年份。即指「歲運」與「司天之氣」、「歲支之氣」的五行屬性三者會合主令。正由於這四年「均為司天、歲運、歲支的五方正位三者會合的年份」，所以在這些年裏，人如果為「邪所傷，則病勢急劇而有死亡危險。」《素問·六微旨大運》還將這四年稱為「貴人」、「統乎上下」之年，提醒人們應當知道，在天時異常的情況下，必須注意自我的養生與調護，從而消除可能因時令而來的疾病之災。2005年是干支紀年的乙酉年，屬於

「太乙天符」年，西班牙大流感的 1918 年是戊午年，也屬於「太乙天符」年。

（5）備註：客主加臨產生兩種作用關係

a. 相得：客主加臨相得有三種情況：

1. 客主之氣相生；2. 客主同氣；3. 客剋主氣（一般不會成為致病因素）

b. 不相得：客主加臨不相得有以下情況：

主氣勝客氣，成為致病的氣象因素；

c. 意義：《素問・五運行大論》説：「氣相得則和，不相得則病」。相得指客主二氣加臨形成了正常氣象；不相得則形成災變氣象成為致病因素。

關於運氣同化、生剋對疾病的影響，原文説：

a. 「天符為執法，歲位為行令，太一天符為貴人……中執法者，其病速而危；中行令者，其病徐而持；中貴人者，其病暴而死」；

b. 順化：相得之歲，生態環境正常，無災變；小逆：病變輕微；天刑：不相得之歲，有災變生態環境；不和：不相得之歲，其病甚。

## 3. 孫外主臨床醫案

例一 顧XX，女，15歲，學生，2004年12月4日就診。

### （1）簡病史

患者咳喘反覆發作七、八年，近兩年來加劇，四季均發。一週前因氣溫驟降，失於防護，開始惡寒發熱，頭身疼痛，隨即咳嗽頻作；二日來氣喘加重，胸悶、喉鳴有聲，痰多質稀，色白，呈泡沫狀，呼吸不暢，不得平臥，動則喘甚。口唇紫紺，口不渴，苔薄白濕滑，脈浮緊。

（筆者注：香港衛生署統計約有10%兒童患過敏性哮喘，而其發病多在入冬之後，如有氣候異常變化或流感流行，則誘發患病率更高。）

### （2）按運氣理論分析

a. 查該年之干支，確定五運三紀；根據（當年公元年數－3）÷60＝X…（之餘數，對照環周表）

如：計算今年干支，即為：（2004-3）÷60＝33餘21

再查閱六十環周表第21位，則可知2004年為甲申年。

b. 甲己之歲，土運統之，甲為陽土，為太過之年，雨濕流行，腎水受邪。又寅申之歲上少陽（相火），下厥陰

（風木）；司天之氣為少陽相火，在泉之氣為厥陰風木。

**四診摘要**：本例開始惡寒發熱，頭身疼痛，之後咳嗽頻作，氣喘加重，誘發咳喘。痰多質稀，色白，呈泡沫狀，口不渴，不得平臥，動則喘甚。

**辨證分析**：哮喘，風寒外束，內有痰飲，與該年運氣相關。外感風寒，內有痰飲為患。因為腎水受邪，水氣凌肺而現不得平臥，動則喘甚；舌淡，薄白苔濕滑，脈弦。

**治則分析**：原則 —— 必先歲氣，無伐天和。

藥味 ——「濕淫於內，治以苦熱，佐以酸淡，以苦燥之，以淡泄之」。（見《素問‧至真要大論》）

**中藥選方**：小青龍湯加減。

「傷寒表不解，心下有水氣，乾嘔，發熱而咳，或渴、或利、或噎、或小便不利，少腹滿，或喘者，小青龍湯主之。」（見《傷寒論》）

**原方**：麻黃（去節）、芍藥（酸）、細辛、乾薑（辛苦熱）、甘草（甘淡）、桂枝（辛）各三兩（去皮）、五味子（酸）半升、半夏（辛苦燥）半升（洗）

**禁用**：滋陰增液柔膩黏滯之品，如地黃、玄參、二冬、瓜蔞、杏仁、阿膠等。

**針灸治療**：原則 —— 急則治標：溫肺散寒、化飲平喘；

緩則治本：補土健脾、燥濕化痰

急治主穴：肺俞、風門、定喘，雙側溫針

配穴：尺澤、天突、膻中，豁痰平喘

緩治主穴：脾俞、膏肓俞、神闕（溫灸）

配穴：腎俞、中脘、大椎（溫針）

（筆者按：按運氣標本中氣理論「標本同氣，皆從本化」的規律，「太陰之上，濕氣治之」（見《素問·六微旨大論》），其標太陰，其本濕氣，中見陽明之説，選擇健脾、燥濕、化飲是本證治療的根本。）

例二　顧 XX，女，24 歲，2004 年 12 月 4 日就診。

（1）主訴

皮疹反覆發作三、四年之久，四季均發，近一年來加劇。

（2）簡病史

近日因氣溫驟降，二日來開始惡寒發熱，頭身疼痛，隨即身癢皮疹。

（3）檢查

面晄白，頸、胸等部有蒼白或淡白風團樣疹，搔癢難耐，見有搔痕；並有自汗，口不渴，舌淡苔薄白，脈浮而細。


（4）按運氣理論分析

同上案。可知 2004 年為甲申年。

甲為陽土，為太過之年，雨濕流行，腎水受邪。司天之氣為少陽相火，在泉之氣為厥陰風木。

本例開始惡寒發熱，頭身疼痛，是風邪襲表，之後，病邪伏於肌膚，隨即身癢皮疹。

**四診摘要：**面晄白，頸、胸等部有蒼白或淡白風團樣疹，是無熱之象。濕為陰邪，性流注纏綿；症見搔癢難耐，見有搔痕及滲出，是濕淫鬱結於肌膚，不得宣泄。全身症狀又見自汗（汗出而不解），口不渴，舌淡苔薄白，脈浮而細（濡脈），更證實是濕淫為患。

**辨證分析：**因為濕淫留滯肌膚，尚未見腎水受邪等臟腑病症。若見有面目及肢節浮腫則是水濕氾溢，是腎水不化之症了。癮疹，風寒外束，濕淫為患，與該年運氣相關。

**治則分析：**原則 —— 無伐天和，疏風透疹燥濕。

藥味 ——「濕淫於內，治以苦熱，佐以酸淡，以苦燥之，以淡泄之」。（見《素問・至真要大論》）

**中藥選方**：二妙合五苓散加減。

**方藥**：蒼朮、黃栢、桂枝（苦熱外達）、茯苓、澤瀉、車前子、薏米（淡滲化濕）、白蘚皮、甘草（甘淡透疹）。

**禁用**：滋陰增液柔膩黏滯之品，如地黃、玄參、二冬、瓜蔞、阿膠等。

**治則**：燥濕滲泄，疏風透疹。

　　　　主穴：風池（膽）、曲池（大）、脾俞（膀）、足三里（胃）

　　　　配穴：膈俞（膀）、血海、三陰交（脾）

**醫囑**：治療期間禁食酸斂、鹹性食品。

（筆者按：本例患者二日後第二次針治時搔癢止，皮膚風團減，後二年未發該病。此例與上例雖屬同樣的氣運值年，但是病患不同，治療目標雖同為濕邪，然而一在肌膚，一在肺系，治則已有不同。）

例三　患者，男性，成人，門診日期：2010 年 11 月 5 日

### （1）簡病史

　　一週前不明原因腰腿疼，進行性加重，三天來疼痛尤劇，晝輕夜重。疼痛從右側腰部牽引至右髖，沿股，脛外側電擊樣放射痛，坐臥困難，難以行立。熱敷熱浴可緩解片刻，而服鎮痛藥及中藥驅風散寒等劑無效。二年來經常性腰酸痛、惡

寒過勞則疼重休息後好轉。

### （2）檢查

急性痛苦病容，色晦暗，腰板滯，強迫位，腰側彎。L2-3-4 右側壓痛，臀、膕、踹有壓痛。手足不溫，舌淡晦暗，邊有少許青紫色點狀瘀斑，脈弦，尺弱。

### （3）辨證診斷

痹證、寒痹、腎虛、寒凝、血瘀。

### （4）治則：溫腎逐寒、化瘀止痛

主穴：腎俞、氣海俞、大腸俞，均雙溫針或灸，皆膀胱經（溫腎通經）

分析：

a. 查該年之干支，確定五運三紀；2010 年為庚寅年。

b. 分析運與氣的主令；庚為陽金，屬金運太過之年，燥氣大行。根據「寅申之上，少陽主之」的規律，本年司天之氣為少陽相火。因歲氣太過而被司天之氣所抑（火剋金），本年度為「平氣之紀」。

c.《素問‧六元正紀大論》說：「歲半之後，地氣主之」，說明在泉之氣對下半年的氣象有主導作用。

### 表一　司天與在泉的規律表

| |
|---|
| 子午之歲，上少陰（君火），下陽明（燥金）＝ 2：2 |
| 丑未 ─ 上太陰（濕土），下太陽（寒水）＝ 3：3 |
| 寅申 ─ 上少陽（相火），下厥陰（風木）＝ 1：1 |
| 卯酉 ─ 上陽明（燥金），下少陰（君火）＝ 2：2 |
| 辰戌 ─ 上太陽（寒水），下太陰（濕土）＝ 3：3 |
| 巳亥 ─ 上厥陰（風木），下少陰（相火）＝ 1：1 |

所以，11 月下半年在泉之氣為「厥陰風木」。

結論：本例在平氣之年發病，氣候因素或為誘發因素，辨證則依個體為主。

注意：如上述病證發病較多，有流行傾向，可按運氣理論分析作參考。若僅屬個別病例出現，應特別關注個體化辨證。

## 4. 羣體傳染病案：
### 2002 至 2003 年間非典型肺炎（SARS）的分析

以下從 2002 至 2003 年間 SARS 的流行，來分析運氣理論及臨床應用。

（1）基本情況

據報，SARS 於 2002 年 11 月 16 日在廣東省發現第一

例。2003 年在內地、粵、港等地迅速流行，並在世界其他三個地區傳播。據不完全統計，中國內地自 2002 年 11 月至 2003 年 8 月 16 日 10 時，共發病 5,327 例，其中 80% 以上發病在二之氣（3 月 21 日至 5 月 20 日），2003 年 5 月 21 日以後基本得到控制。

北京地區疫情最嚴重的 4 月 21 日至 5 月 20 日（二之氣時間）（低溫 26℃ 以下），溫差小，濕度大，有利於病毒擴散（若日照好，紫外線強度每平方厘米 4-5 微瓦，三小時可殺滅 SARS 病毒）。

### （2）病變特徵

其證候多表現為初期發熱惡寒，乏力，身痛，繼而咳嗽加劇，氣喘，神昏。死亡率達 30% 以上。有明顯的接觸發病，符合不問長幼、沿門闔境、症狀相似的疫病特徵。

### （3）氣運分析

2002 至 2003 年屬於厥陰風木司天、少陽相火在泉（1984 年起為第七十九甲子、下元）的超長週期中，且屬前 30 年司天之氣主令。如下圖示：

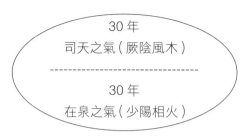

按《素問·六元正紀大論》對厥陰司天自然生態環境描述如下：

「天氣擾，地氣正，風生高遠，炎熱從之，雲趨雨府，濕化乃行。風火同德，上應歲星熒惑。其政撓，其令速，其穀蒼丹，間穀言太者，其耗文角品羽。風燥火熱，勝復更作，蟄蟲來見，流水不冰，熱病行於下，風病行於上，風燥勝復形於中」。

以白話語釋，即：司天之氣擾動混亂，在泉之氣正常，風從高遠而來，炎熱隨之而至，如果濕潤之氣出現，則在風火協同作用下，會有濕土之氣流行，木星火星也有徵兆。風性擾動不止，火性急速，相應的穀物是深青色和紅色，間穀是感受太過之氣成熟的。（其耗文角品羽：疑文有缺，義不詳。）風燥火熱，有淫勝鬱復交相發生，蟄伏的蟲早出，流動的水沒有冰凍，病流行於下紀，風病流行於上紀，風燥之氣淫勝鬱復，會在其中出現。

（筆者注：《素問·六元正紀大論》云：「厥陰所至為毛化，少陰所至為羽化（王冰：（翮）有羽翼飛行之類也），太陰

所至為倮化，少陽所至為羽化（王冰：薄明羽翼蜂蟬之類，非翎羽之羽也），陽明所至為介化，太陽所至為鱗化，德化之常也。」而歲穀即顏色與歲氣相合的穀類。上文其穀（穀）即指歲穀而言；有謂「當食歲穀以全其真，避虛邪以安其正」。五穀在《素問‧五常政大論》指麻、豆、麥、稷、稻；又《靈樞‧五音五味》指稷、麻（小豆）、大豆、麥、黍。）

長、短週期分析：2002 年　干支：壬午年
中運：木運太過　司天：少陰君火　在泉：陽明燥金
11 月：終之氣　主氣：太陽寒水　客氣：陽明燥金
客主加臨：客生主（相得）　運氣同化：中運生司天（小逆）

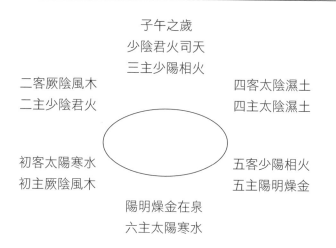

　　　　　　　　子午之歲
　　　　　　　少陰君火司天
　　　　　　　三主少陽相火

二客厥陰風木　　　　　　　　四客太陰濕土
二主少陰君火　　　　　　　　四主太陰濕土

初客太陽寒水　　　　　　　　五客少陽相火
初主厥陰風木　　　　　　　　五主陽明燥金

　　　　　　陽明燥金在泉
　　　　　　六主太陽寒水

長、短週期分析：2003 年　干支：癸未年
中運：火運不及　司天：太陰濕土　在泉：太陽寒水
1 月：初之氣　主氣：厥陰風木　客氣：厥陰風木
客主加臨：客主同氣（相得）　運氣同化：中運生司天（小逆）

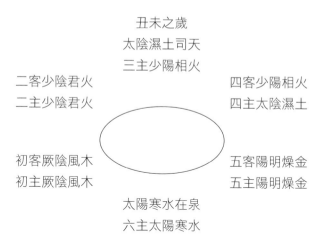

丑未之歲
太陰濕土司天
三主少陽相火

二客少陰君火　　　　　　　　　　四客少陽相火
二主少陰君火　　　　　　　　　　四主太陰濕土

初客厥陰風木　　　　　　　　　　五客陽明燥金
初主厥陰風木　　　　　　　　　　五主陽明燥金

太陽寒水在泉
六主太陽寒水

## a. 按五運分析

《素問‧五常政大論》曰：「伏明之紀，是謂勝長，長氣不宣，藏氣反布，收氣自政，化令乃衡，寒清數舉、暑令乃薄，……陽氣屈伏，蟄蟲早藏，其氣鬱、其用暴、其動彰伏變易。」

《素問‧氣交變大論》曰：「歲火不及，寒乃大行，長政不用，物榮而下，凝慘而甚，則陽氣不化，乃折榮美，上應辰星。民病胸中痛，脅支滿，兩脅痛，膺背肩胛間及兩臂內痛，鬱冒朦昧，心痛暴瘖，胸、腹丈，脅下與腰背相引而痛甚則屈不能伸，髖髀如別。」

**提示**：火運不及被其所勝 —— 寒水抑制則可形成「藏氣反布」之火鬱。或出現所勝之氣 —— 寒乃大行。

不及之年，常被所不勝之氣鬱遏，形成火鬱而發之象。

《素問‧六元正紀大論》曰：「五運之氣……鬱極乃發……

火鬱之發，太虛曛翳，大明不彰，炎火行，大暑至，山澤燔燎，材木流津，廣廈騰煙，土浮霜鹵，止水乃減，蔓草焦黃，風行惑言，濕化乃後。

故民病少氣，瘡瘍癰腫，脅腹胸背，面首四支，瞋憤，臚脹，瘍痱，嘔逆，瘛瘲，骨痛，節乃有動，注下溫瘧，腹中暴痛，血溢流注，精液乃少，目赤心熱，甚則瞀悶懊膿，善暴死。

刻終大溫，汗濡玄府，其乃發也。」

（筆者注：「風行惑言，濕化乃後」張介賓解為「熱極風生，風熱交熾，而人言惑亂也」。「臚」在《說文・肉部》即皮也。「刻終大溫」張介賓解為「刻終者，百刻之終也，日之刻數，始於寅初，終於丑未，此陰極之時也，故一日此氣，惟此最涼」。）

## b. 按六氣分析

2003 年為太陰濕土司天，「太陰司天，濕氣下臨，腎氣上從，黑起水變，埃冒雲雨，胸中不利，陰痿，氣大衰，而不起不用。當其時，反腰椎痛，動轉不便也，厥逆」。（參《素問・五常政大論》）

「凡此太陰司天之政，氣化運行後天，陰專其政，陽氣退辟，大風時起，天氣下降，地氣上騰，原野昏霧，白埃四起，雲奔南極，寒雨數至，物成於差夏（立秋後十日）。民病寒濕，腹滿，身瞋憤，胕腫，痞逆，寒厥，拘急……初之氣，地氣遷，寒乃去，春氣至，風乃來，生布萬物以榮，民氣條舒，風濕相

薄，雨乃後，民病血溢，筋絡拘強，關節不利，身重筋痿」。
（參《素問·六元正紀大論》）

提示：太陰司天自然生態呈現兩種不同景象：其一是「濕氣下臨，腎氣上從」的寒濕凝聚；其二是「寒乃去，風乃來」風濕相合。民病也表現相應的病候。


（3）按語

2003 年 SARS 流行時段為 2002 年 11 月 16 日至 2003 年 5 月 20 日，是癸未年為主，歷初之氣、二之氣。而中國內地大部分地區呈陰雨連綿，氣溫偏低的寒雨數至特徵。至 3 月 21 日華北地區爆發流行，可能有火鬱而發的情況。

再對照患者證候特徵，據有關統計，對 SARS 辨證分型主要有兩種看法：其一為寒濕型，其二為濕熱型；多數研究者贊同後者。計算在 68 篇研究報道中，有 66 篇確定病因屬性為濕熱。但統計屬於前者的病例數亦不少，這可能因發病時間不同而出現差別。

有研究者統計了 443 例患者數據表明，畏寒、寒戰者 339 例，佔 76.5%；在有舌象紀錄的 783 例中，屬於薄白、白、白膩苔者 318 例，佔 40.6%。同樣，這可能因發病時間不同而出現差別。

沒有具體診療時間的記錄，不便於作出完整的運氣數據的表達。

我們以上錄選數據是從干支紀年運氣查閱的《內經》所載的原文。這些相關的古典文獻資料提供了分析的基礎。其次，要對文獻進行研究，找出核心要點，包括以下內容：

a. 確定中運、主運與客運；司天在泉、主氣客氣、客主加臨和運氣同化與生剋關係。

b. 根據文獻描述的自然生態景象，確定其特徵及變化（淫、勝、鬱、復）。

c. 根據文獻提示的民病證候進行辨證分析，確定其病因、病變性質、病變部位、預後轉歸等項。

d. 再根據流行病發病實地氣象特徵、病候特徵、治療及預後情況進行研究。

## 附：香港 2003 年的 SARS 情況

在 2003 年 SARS 的防治中，廣州是以中西醫配合為主，而香港基本上是以西醫「唱獨腳戲」。從以下一些具體情況可以看出兩者差別。

當時香港共有 680 萬人，是世界上人口居住最為密集的地區。SARS 期間發病的患者 1,755 人，發病率佔總人口的 0.026%，即平均 10 萬人中約有 26、27 個人發病。從這一比例來看，應該説 SARS 並不算十分可怕。

根據香港大學 2004 年 2 月 12 日發表的一份研究報告表

明，SARS 之後至少有 3 萬多香港人體內可檢出 SARS 抗體，表明感染 SARS 病毒之後的發病者，佔感染病毒總人數的 5% 左右。這說明了人體對 SARS 病毒有較強的滅活能力，即絕大多數人可以不經過 SARS「和平」地滅活進入體內的 SARS 病毒，並產生抗體。SARS 期間，三分之二以上在臨床第一線的醫護人員並未染病，也說明人的自身免疫功能值得醫學家高度重視。這正是防治變異性病毒的根本希望及出路之所在。

根據香港浸會大學中醫藥學院「SARS 康復臨床研究」表明，大致上 70% 的 SARS 患者病情並不嚴重。在西醫沒有特異性治療藥物的情況下，並未出現明顯的呼吸道窘迫綜合症。

香港死於 SARS 的患者為 299 人，佔發病總人數的 17%，為全世界發病地區最高。而廣州中醫藥大學第一附屬醫院所收治的 48 例 SARS 病人，卻取得了病人零死亡、醫護人員零感染、病人零轉院的效果。說明以中為主、中西醫配合，具有顯而易見的優勢。

2003 年 4 月，SARS 在中國北方發病之初，病死率較高。5 月 8 日，中國政府作出了中醫參與治療的決定，半個月後療效提高，死亡率下降，並迅速控制了疫情，又一次表明中醫療效不可低估。

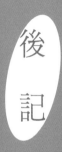

後記

回想筆者對運氣學的興趣和學習，應該是從 1979 至 1982 年讀研期間，拜讀導師任應秋教授《運氣學說》開始，初有領悟。期間，也曾拜問方藥中、郭靄春、王洪圖等教授討教，漸漸得以長進。每當憶念諸師，心中久久不能忘懷，常自責有失於恩師之期待，深感還需要深層次的學習。除了普及傳播運氣理論，亦需要和同道不斷交流與研討。如探討人與自然有機關係之途徑和機制、人體生命運動與天體運動週期協調性、同步性的數據化統計與研究等。總之，運氣學理論尚待系統整理，也急需開發基礎研究課題，應該肯定運氣學有着廣闊而可期待的前景。

　　2000 年後，香港中文大學中醫學院先後開辦了三個學期的運氣學選修課，引起同學很大興趣。一些同學自動組成小組進行討論，不僅出現了「運氣熱」，提高了學習效果，也極大地增強了筆者宣講運氣學說的信心。數年前，筆者在美國加州中醫藥大學的博士班，也曾系統講授運氣學說兩期以上，頗受歡迎。與加大一樣，在香港中文大學、香港大學同學和教師中，出現了普遍興趣和一些有志於此的研究者。

　　參與拙著整理編校的李奉公、陳可昕和郭瑩瑩同學就是通過學習而成為筆者才學俱佳的得力助手。他們不僅參與筆者的教學資料匯集等工作，在本書修訂中也是熱誠勤勉、精心專意。他們認真、夜以繼日地審校資料，終於使本書補缺刪繁，避免謬誤，成為本書不可或缺的整理者。

筆者在原教學資料基礎上，經過大約四年反覆的修整、編輯、增刪、審校等工作後，終於在 2020 年 8 月基本完成了本書的結稿。

應該特別感謝的是在百忙中為拙著賜序的天津中醫藥大學第二附屬醫院原院長、終身教授、原世中聯婦科分會首任會長韓冰先生。先生謹記《禮記》「舉大事必慎其終始」，苦讀深耕，勤奮踐行，終成為現今當之無愧的中醫婦科學領軍者，臨床研究屢獲嘉獎。先生又研讀文史哲、吟詩揮毫，不失儒醫學者之風，不愧醫界之楷模。

美國加州中醫藥大學副校長、教務總監吳奇教授。他以太極黃金分割線對照人體經絡氣血循行，研究天人相應理念的太極針法，並以孜孜不倦、虛懷若谷的精神，與神經學家林學儉教授學習研究小腦新區針法，終於在癌症等疑難病證臨床治療上取得突破性效果，為發揚光華中醫藥學，在西方世界醫壇作出了重要貢獻。

美國易經科學研究會會長醉一（林雄星）先生。酷愛中華古文化，對《黃帝內經》等古文獻也有深度鑽研，尤其對學界少有涉及的黃鐘音律之學的研究頗有造詣。對《周易》的研究獨有心得，以社會人文、文化宗教、經濟金融等融化於易學哲理，縱橫交錯於卦爻變化之中。其著述甚豐，讀起來別開生面，饒有禪意，不愧今古學者矣。

我幸得如此傑出師友，感到十分榮幸和莫大鼓舞。

我常常警誡自己：任何學術，可因荒於求索而停滯，因陶醉於滿足而衰敗。運氣學還遠不能被更多從業醫者所理解，重疊繁複的邏輯推理也需要簡化、明達，古奧辭彙更需要現代語言的精準表述等等問題，尚需付出更多心血和智慧去析疑解難。學海無涯，吾等萬萬不可懈怠。

　　敬請同道教正。


孫外主
於香港中文大學
庚子年仲月